吃对三餐

降血脂

远离高血脂

主 编　张 晔｜解放军 309 医院营养科前主任

副主编　史文丽｜中国康复研究中心北京博爱医院 临床营养科副主任营养师

沈婷婷｜中国注册营养师

中国纺织出版社有限公司

图书在版编目（CIP）数据

吃对三餐降血脂：远离高血脂 / 张晔主编 . — 北京：
中国纺织出版社有限公司，2020.2

ISBN 978-7-5180-6522-6

Ⅰ.①吃… Ⅱ.①张… Ⅲ.①高血脂病－食物疗法
Ⅳ.① R247.1

中国版本图书馆 CIP 数据核字（2019）第 179531 号

主　编	张　晔				
副主编	史文丽	沈婷婷			
编委会	张　晔	史文丽	沈婷婷	石艳芳	张　伟
	石　沛	赵永利	王艳清	姚　莹	

责任编辑：傅保娣　责任校对：楼旭红　责任印制：王艳丽

中国纺织出版社有限公司出版发行

地址：北京市朝阳区百子湾东里 A407 号楼　邮政编码：100124

销售电话：010－67004422　传真：010－87155801

http://www.c-textilep.com

中国纺织出版社天猫旗舰店

官方微博 http://weibo.com/2119887771

天津千鹤文化传播有限公司印刷　各地新华书店经销

2020 年 2 月第 1 版第 1 次印刷

开本：710×1000　1/16　印张：12

字数：156 千字　定价：49.80 元

前　言

　　　吃得好了，运动少了，生活无规律了，随之高血脂也就跟
着找上你了。高血脂对身体的损害是隐匿性、渐进性和全身性的，早
期常常没有明显感觉，易被人们忽视。虽然高血脂不痛不痒，但是对身体
造成的危害是巨大的，最直接的后果是造成"血稠"，使局部血管壁变厚，最终
导致全身重要脏器，如心、脑、肾缺血或坏死。因此，防治高血脂至关重要。

　　高血脂患者无论是否需要采取药物治疗，首先都得调理生活方式，调节饮食。健
康合理的饮食是预防控制高脂血症的重要途径。

　　本书紧扣"高脂血症患者吃什么，怎样吃"这一广大读者最关注的话题，通过实用
的饮食调养原则，指导人们如何安排日常饮食。特别从五谷、蔬菜、菌菇、肉蛋、水
产、水果、坚果、中药等类别中推荐可有效缓解高血脂的常见食材，并给出为什么
吃，吃多少，怎么吃才健康的详细指导。同时，还给出了预防高脂血症并发症的饮
食方案。达到"无病时有助预防、有病时可助治疗、病后又有助于康复"的效
果，为高脂血症患者打开一扇通向健康的大门。

　　　希望大家通过阅读本书，学会从饮食等方面轻松远离血脂异常，
不做高脂血症的药罐子。

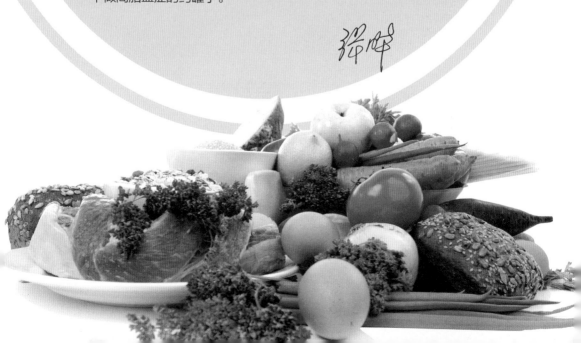

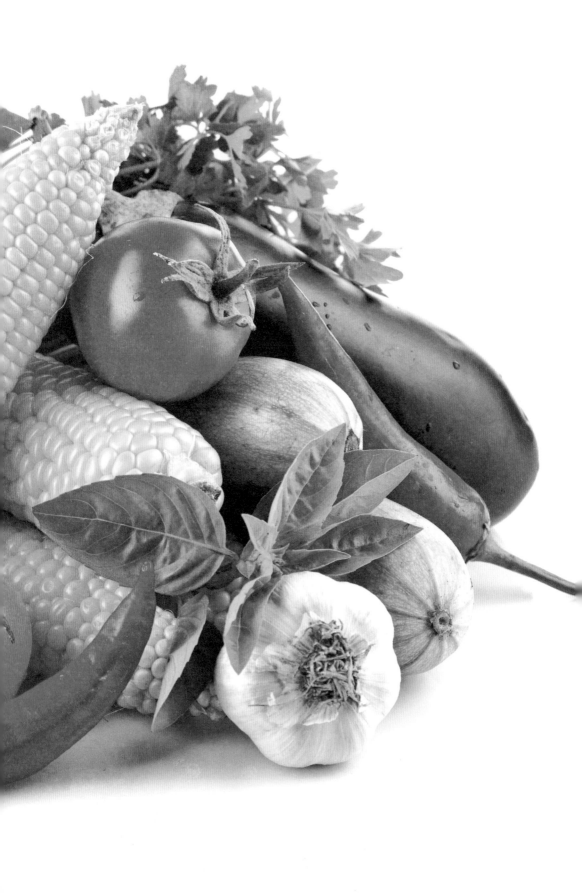

目录 CONTENTS

扫一扫，看视频

第一章 高血脂大多是吃出来的

第二章　吃好一天三顿饭，营养好控血脂

优选三餐食材，调理高脂血症

水产

时蔬菌菇

第四章　高脂血症要对症配餐才有效

第一章

高血脂
大多是吃出来的

高脂血症患者最关心的问题

血脂检查应该注意什么

①血脂检查前三天避免高脂饮食；②保持平时的饮食习惯；③血脂检查前空腹 10 ~ 12 小时；④特殊时期不宜进行检查，包括急性感染、发热、女性月经期、妊娠期，以及会使血脂水平产生变化的情况。

胆固醇和三酰甘油升高的原因有哪些

引起胆固醇和三酰甘油（甘油三酯）升高的原因有很多，其中最常见的包括以下几种：①饮食习惯和生活习惯不好；②疾病和药物；③遗传因素。

血脂化验单上无箭头就表示正常吗

血脂检查报告单上的正常值范围是针对健康人群的标准。对于患有心脑血管疾病等人群或是未患有心脑血管疾病但存在危险因素（高血压、糖尿病）的人群，即使化验单上无箭头，也不能判定为正常，需要找专业医生进行解读。

血脂化验需要查哪几项

临床上检查血脂包括以下几个主要项目：总胆固醇、三酰甘油、高密度脂蛋白胆固醇、低密度脂蛋白胆固醇、载脂蛋白 A1(ApoA1)、载脂蛋白 B（ApoB）6 项。

高脂血症患者可以每天都吃鸡蛋吗

鸡蛋清中含有优质蛋白质，还有水和极少量的脂肪；蛋黄所含的脂肪以多不饱和脂肪酸为主，富含的油酸能有效预防心脏病。一个鸡蛋黄含胆固醇接近200毫克，而高脂血症患者每天胆固醇总摄入量小于200毫克，故建议高脂血症患者每周吃3～4个鸡蛋。

被确诊为高脂血症还需做哪些检查

患者一旦被确诊为高脂血症，还需根据自身的症状及其他并发症，选择做心电图、B超检查、眼底检查、血压监测等，以便对个人健康有综合了解。

坚持长跑能治愈高脂血症吗

坚持长跑能够提高身体代谢功能，及时排出体内废物，优化血管功能，稀释黏稠的血液，有调节高脂血症的作用。但是，长跑虽然有调理血脂的效果，却无法完全治愈高脂血症，高脂血症的治疗还需要配合药物治疗和饮食调节。

哪些人血脂正常也要服调血脂药

有研究证实，血液中的血脂水平与局部动脉斑块跟血管的阻塞程度、斑块的稳定性均无关。这也就是说血脂正常，也不能说不会存在局部斑块异常的危险。因此，对冠心病、糖尿病、脑卒中、心肌梗死等高危人群来说，服用调节血脂的药可减少心脑血管疾病突发。

高脂血症有哪些早期症状

头晕、视物模糊、食欲差、肥胖、腹痛、神疲乏力、失眠健忘、肢体乏力麻木、胸闷、心悸等症状是高脂血症的先兆。

高血压与高脂血症有关系吗

高血压的发生和发展与高脂血症密切相关。大量研究资料表明，许多高血压患者伴有脂质代谢紊乱，血中胆固醇和三酰甘油的含量较正常人显著增高，而高密度脂蛋白胆固醇含量则较低。

哪些高脂血症患者不适合服用烟酸

如果患者有下列情况之一，则说明患者不适合服用烟酸。①活动性溃疡或近期有动脉出血；②对烟酸或其产品中任何其他成分过敏；③严重或原因未明的肝功能损害；④严重痛风或酗酒，妊娠期或哺乳期。

什么是强化降脂治疗

强化降脂治疗是指对冠心病高危人群使用他汀类药物以降低低密度脂蛋白胆固醇，使其血脂降到目标值的治疗方法。

认识高血脂

扫一扫，看视频

血脂知多少

血脂是人体血液中所含脂质成分的总称，三酰甘油（甘油三酯）和胆固醇是其主要成分，还含磷脂、游离脂肪酸等。脂类物质不易溶于水，与载脂蛋白结合后可形成易溶于水的物质——脂蛋白，从而在血液中被转运和代谢。各类脂蛋白在体内的转运和代谢会直接影响人体的健康。

血脂的来源：一是饮食，如蛋黄、奶油、内脏（尤其是肝脏）以及脂肪丰富的鱼肉类；二是自身合成——三酰甘油在肝内合成，胆固醇在肝脏和小肠黏膜合成等。这两种方式相互制约，正常情况下，人体的血脂水平始终保持在平衡、稳定的状态。机体肝的代谢发生紊乱，长时间高脂饮食，会使得血脂浓度持续增高，导致高血脂，如果不加以控制，还会引起血管系统及其他脏器的严重病变。

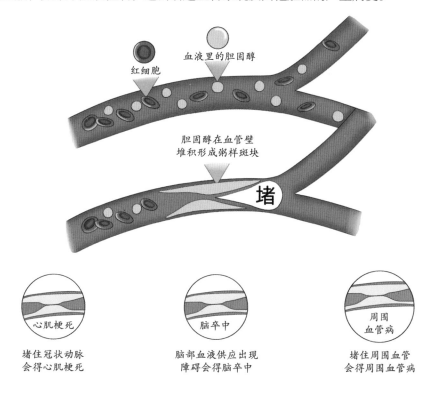

红细胞

血液里的胆固醇

胆固醇在血管壁堆积形成粥样斑块

堵

心肌梗死
堵住冠状动脉
会得心肌梗死

脑卒中
脑部血液供应出现
障碍会得脑卒中

周围血管病
堵住周围血管
会得周围血管病

易发人群

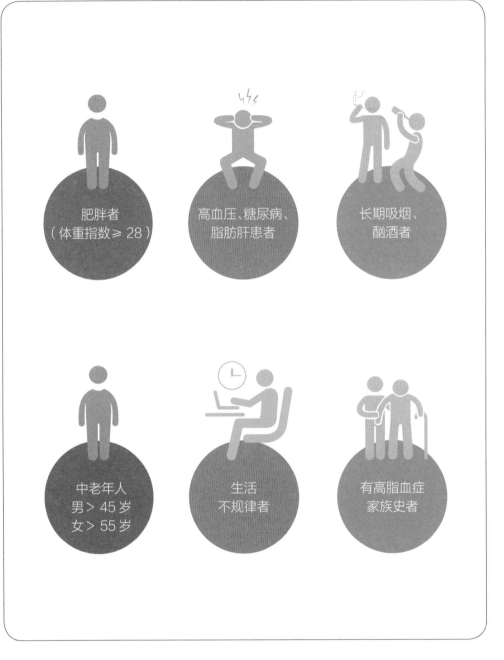

肥胖者
（体重指数≥28）

高血压、糖尿病、
脂肪肝患者

长期吸烟、
酗酒者

中老年人
男＞45岁
女＞55岁

生活
不规律者

有高脂血症
家族史者

高脂血症判断标准

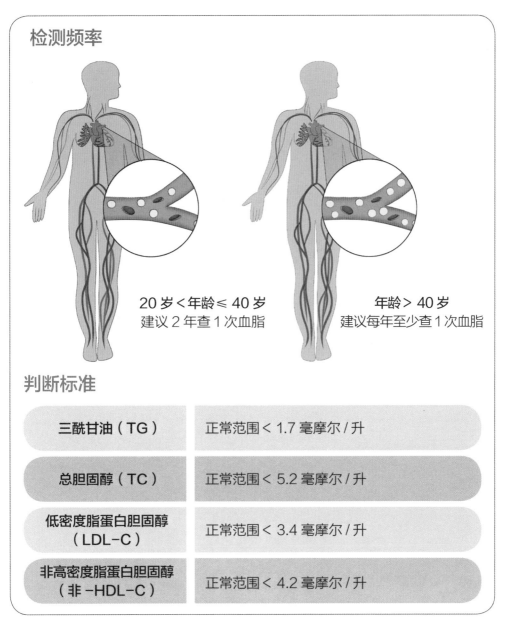

检测频率

20 岁＜年龄 ≤ 40 岁
建议 2 年查 1 次血脂

年龄＞ 40 岁
建议每年至少查 1 次血脂

判断标准

三酰甘油（TG）	正常范围＜ 1.7 毫摩尔／升
总胆固醇（TC）	正常范围＜ 5.2 毫摩尔／升
低密度脂蛋白胆固醇 （LDL-C）	正常范围＜ 3.4 毫摩尔／升
非高密度脂蛋白胆固醇 （非 -HDL-C）	正常范围＜ 4.2 毫摩尔／升

注：①数据参考《中国成人血脂异常防治指南（2016 年修订版）》。
②非高密度脂蛋白胆固醇（非 -HDL-C），是总胆固醇减去高密度脂蛋白
胆固醇的量。

从血脂异常到高脂血症

血脂异常

我们先来做一个小测试，看看你的血液黏稠度如何。

如果符合下列情况，那么每项计1分，最后将分数相加即可。

扫一扫，看视频

1. 经常不吃早饭 （　　）
2. 经常吃油炸食物、烧烤食物、快餐及肥肉等 （　　）
3. 蔬菜吃得很少 （　　）
4. 奶油蛋糕、甜点爱好一族 （　　）
5. 海鱼吃得少 （　　）
6. 晚上10点之后经常加餐，吃零食 （　　）
7. 常喝咖啡、浓茶、果汁 （　　）
8. 吃饭时，没咀嚼几下就把食物咽下了 （　　）
9. 不爱运动 （　　）
10. 烟民 （　　）

您的得分情况：

0~2分：血液流通顺畅；3~4分：血液中有小部分脂肪堆积；

5~7分：处于高脂血症边缘；8~10分：血液相当黏稠。

为了预防血脂异常以及防止高脂血症，我们要想办法来改变生活习惯。既然血脂异常与体内脂肪与胆固醇含量有关，而脂肪与胆固醇含量又与一个人所摄取的食物有关，因此，饮食的选择是至关重要的——膳食纤维丰富、蛋白质含量高、脂肪与胆固醇含量低的食物就成了绝佳的选择。另外，运动等其他生活方式对血脂水平也有一定的影响，同样不可忽视。

血脂异常值分析表

测定项目	测定值 （毫摩尔/升）	状态	疾病征兆
总胆固醇 （TC）	3.36 ~ 5.72	合适	升高：动脉粥样硬化、肾病综合征、胆管阻塞、糖尿病、高脂血症等 降低：恶性贫血、甲状腺功能亢进、营养不良等
	5.73 ~ 6.2	边缘升高	
	> 6.2	升高	
三酰甘油 （TG）	0.23 ~ 1.70	合适	升高：动脉粥样硬化、肥胖、严重糖尿病、脂肪肝、高脂血症等 降低：肝功能严重低下、甲状腺功能亢进等
	1.71 ~ 2.3	边缘升高	
	> 2.3	升高	
低密度脂蛋白胆固醇 （LDL-C）	< 2.6	最合适	升高：心脑血管疾病、甲状腺功能减退、肾病、肝病、糖尿病等 降低：肝功能异常
	< 3.4	合适	
	3.4 ~ 4.1	边缘升高	
	> 4.1	升高	
高密度脂蛋白胆固醇 （HDL-C）	< 1.0	低	升高：降低发生动脉硬化的危险 降低：脑血管病、冠心病、高三酰甘油血症、糖尿病等
	> 1.6	高	

高脂血症

血清中的胆固醇或三酰甘油水平升高而引起的疾病即为高脂血症，被认为是全世界三大疾病之一，它与遗传、饮食、内分泌或代谢因素等有关，而饮食因素是最引人关注的。

对于高血脂的诊断标准，中国将成年人空腹时，血清总胆固醇高于 5.72 毫摩尔 / 升，三酰甘油高于 1.70 毫摩尔 / 升，作为诊断高脂血症的标准。通常有以下四种分型。

1. 高胆固醇血症：血清总胆固醇含量 > 5.72 毫摩尔 / 升，三酰甘油 < 1.70 毫摩尔 / 升。

2.高三酰甘油血症：血清三酰甘油 > 1.70 毫摩尔 / 升，总胆固醇 < 5.72 毫摩尔 / 升。

3.混合型高脂血症：总胆固醇和三酰甘油均超出正常值。

4.低高密度脂蛋白胆固醇血症：血清高密度脂蛋白胆固醇含量 < 0.90 毫摩尔 / 升。

另外，少数有高脂血症的朋友还可能出现一些特殊的病情，如角膜弓和高脂血症眼底病变、脑卒中、肾动脉硬化、肾衰竭以及下肢坏死或溃烂等。所以，预防高脂血症，每个人都要从现在做起。

高脂血症不同阶段的常见症状

扫一扫，看视频

轻度高脂血症

通常没有不适症状，血脂可能高于正常。

一般高脂血症

肢体麻木、胸闷、头晕、乏力、失眠、健忘及心悸等；有的患者可能没有症状，但是在体检时发现患有高脂血症。

较重的高脂血症

心慌气短、头痛、胸痛、头晕目眩、乏力、口角歪斜、说话困难、肢体麻木等，最终导致冠心病、脑卒中等。

长期高脂血症

动脉粥样硬化症、冠心病、周围动脉疾病；患者常表现为心绞痛、心肌梗死、脑卒中及间歇性跛行（肢体活动后疼痛）。

第二章

吃好一天三顿饭，
营养好控血脂

学会食物交换份，
想吃啥就吃啥

认识食物交换份

　　食物交换份是将食物按照来源、性质分成若干类。同类食物在一定重量内所含的蛋白质、脂肪、碳水化合物和热量相似，不同类食物间所提供的热量是相同的，各类食物提供同等热量（90千卡），以便交换使用。食物交换份的应用可以使高脂血症患者的食谱设计趋于简单，并能通过饮食获取均衡营养，便于患者了解和控制总热量，做到食物多样化，方便灵活掌握。

　　同类食物可以互换，如大米换成小米、面粉、荞麦、燕麦等；不同类食物营养成分差不多的也可以互换，如水果和粮食互换，吃1个200克左右的苹果，减少25克主食。需要注意的是，如果有的患者想多吃肉，少吃饭，是否可以将粮食换成肉类呢？这是不可以的，因为要平衡饮食，碳水化合物、蛋白质、脂肪的量都要有一定的比例，不可以只吃肉不吃饭，也不可以只吃饭不吃肉，要注意荤素搭配、粗细搭配。

四大组（八小类）食物内容的营养价值表

组别	类别	重量（克）	热量（千卡）	蛋白质（克）	脂肪（克）	碳水化合物（克）	主要营养素
谷薯组	谷薯类	25	90	2.0	—	20.0	碳水化合物
	大豆类	25	90	9.0	4.0	4.0	膳食纤维
蔬果组	蔬菜类	500	90	5.0	—	17.0	矿物质
	水果类	200	90	1.0	—	21.0	维生素
肉蛋组	浆乳类	160	90	5.0	6.0	—	蛋白质
	肉蛋类	50	90	9.0	6.0	—	脂肪
油脂组	坚果类	15	90	4.0	7.0	2.0	脂肪
	油脂类	10	90	—	10.0	—	脂肪

表中"—"为数值忽略不计。

计算食物交换份的数量

食物交换份的份数 = 每天所需的总热量（千卡）÷90（千卡）

例如：张先生每天所需食物交换份的份数 =（1742～2010）÷90 ≈（19～22）份

您食物交换份的份数 = 每天所需总热量 ⬚ 千卡 ÷90 = ⬚ 份

分配食物

计算出了食物交换份的份数，就可以根据自己的饮食习惯和口味来选择并交换食物了。通过前面的计算我们知道张先生每天所需的总热量为1742～2010千卡，我们按1800千卡计算，查"高脂血症患者不同热量饮食内容举例表"（下表）1800千卡一栏，查出张先生每天需要主食300克（计12份），蔬菜500克（计1份），水果200克（计1份），肉蛋豆类150克（计3份），浆乳类250克（计1.5份），油脂类20克（计2份），一共20.5份，约合21份。

高脂血症患者不同热量饮食内容举例表

热量（千卡）	交换单位（份）	谷薯类		蔬菜类		水果类		肉蛋豆类		浆乳类		油脂类	
		重量（克）	单位（份）	重量（克）	单位（份）	重量（克）	单位（份）	重量（克）	单位（份）	重量（克）	单位（份）	重量（克）	单位（份）
1200	14	150	6	500	1	200	1	150	3	250	1.5	20	2
1400	16	200	8	500	1	200	1	150	3	250	1.5	20	2
1600	18	250	10	500	1	200	1	150	3	250	1.5	20	2
1800	20	300	12	500	1	200	1	150	3	250	1.5	20	2
2000	22	350	14	500	1	200	1	150	3	250	1.5	20	2
2200	24	400	16	500	1	200	1	150	3	250	1.5	20	2

制订食谱

决定好食物种类并计算出每天所需食物量后，再结合"四大组（八小类）食物内容的营养价值表"，就可以拿这些食物制订菜谱了。

降脂也不能缺少脂肪摄入

扫一扫，看视频

脂肪存在于动物的皮下组织及植物体中，是生物体的组成部分和储能物质，也是食用油的主要成分。脂肪酸包括不饱和脂肪酸与饱和脂肪酸两种，脂肪酸是脂肪水解的产物，动物脂肪含饱和脂肪酸较多，在室温下为固态；植物油则含不饱和脂肪酸较多，在室温下为液态。

不饱和脂肪酸又分为单不饱和脂肪酸和多不饱和脂肪酸。在多不饱和脂肪酸中又有 ω-3 脂肪酸和 ω-6 脂肪酸，其中有一部分是人体必需脂肪酸。

大家不必谈脂变色，其实脂肪对人体有非常重要的作用，如脂肪是构成细胞膜的主要成分，促进脂溶性维生素吸收以及为人体提供热量等，是人们饮食中不可或缺的营养物质。只要正确摄入，就不必担心因摄取过多脂肪而导致各种疾病。

中国营养学会提出，从健康出发，每人每天脂肪摄入量应在总热量的 30%以下，而膳食中饱和脂肪酸、单不饱和脂肪酸及多不饱和脂肪酸的比例为 1:1:1；且 ω-3 脂肪酸和 ω-6 脂肪酸的比例以 1:4 为最佳，因为 ω-6 脂肪酸摄入过多，将会降低身体吸收 ω-3 脂肪酸。另外，一般食物中含单不饱和脂肪酸很少，但橄榄油中却高达 75%。单不饱和脂肪酸有利于降低胆固醇、三酰甘油和低密度脂蛋白胆固醇，还具有抗氧化作用。所以，在日常生活中摄入适量的橄榄油有益于身体健康。

膳食脂肪的种类及其作用

膳食脂肪的类别	高密度脂蛋白胆固醇	低密度脂蛋白胆固醇	血压	斑块形成概率	胆固醇氧化程度
饱和脂肪酸：多脂肉类、黄油、棕榈油、可可脂、乳酪、全脂奶制品	不会减少，可能增加	增加	可能升高	可能增加	不变

膳食脂肪的类别	高密度脂蛋白胆固醇	低密度脂蛋白胆固醇	血压	斑块形成概率	胆固醇氧化程度
反式脂肪酸：人造奶油、油酥、重油煎炸食品、一般的馅饼或油炸类小吃	减少	增加	效果不明	不变	效果不明
ω-6油类：玉米油、葵花子油、大豆油、花生油、香油	可能增加	减少	可能升高	可能减少	增加
单不饱和脂肪酸：橄榄油、菜籽油、高油酸红花油、高油酸葵花子油	可能增加	减少	可能降低	不变	减少
ω-3油类：鱼油、菜籽油、亚麻子油、核桃油	可能增加	可能减少或轻微增加	降低	减少	不变

膳食脂肪的脂肪酸含量及烹调方式

膳食脂肪类别	分类	饱和脂肪酸百分比	单不饱和脂肪酸百分比	多不饱和脂肪酸百分比	适合烹饪方法
植物性油脂	玉米油	6%	58%	36%	适合中火烹饪
	香油	15%	42%	43%	适合小火烹饪
	大豆油	15%	23%	62%	适合中火烹饪
	花生油	23%	40%	37%	适合中火烹饪
	葵花子油	12%	23%	65%	适合中火加水烹饪
动物性油脂	猪油	40%	44%	16%	适合高温炒煎炸
	牛油	54%	44%	2%	适合高温炒煎炸
	动物性奶油	73%	24%	3%	适合高温炒煎炸

积极摄入 10 种
帮助降脂的营养素

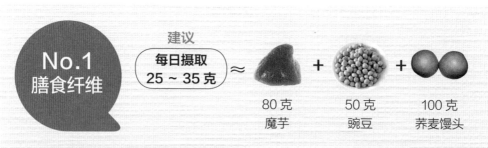

建议

每日摄取 25～35 克

≈ 80 克 魔芋 ＋ 50 克 豌豆 ＋ 100 克 荞麦馒头

No.1 膳食纤维

注：摄入 25～35 克膳食纤维，大约吃 80 克魔芋、50 克豌豆和 100 克荞麦馒头就够了。此处的食材类别和克数是建议用量，读者可根据实际情况摄入。

清脂作用

增进脂质代谢，增强消化功能，加快排泄胆固醇。

膳食纤维不仅可增强消化功能，增强肠道蠕动，清洁肠道，促进体内血脂和脂蛋白代谢，还可与胆酸、胆固醇结合，有降低血中胆固醇浓度的作用。

膳食纤维还能促进排便，抑制肥胖；预防结肠癌、直肠癌、妇女乳腺癌、痔疮、胆结石；降低血脂，预防心血管病、糖尿病等；改善口腔环境及牙齿功能。

缺乏膳食纤维的症状

人体缺乏膳食纤维，会表现为肥胖、便秘、口臭、恶心、腹痛、腹胀等，严重缺乏膳食纤维者面容憔悴，伴色素沉着、全身酸痛不适、精神不振等。

补给须知

最好从广泛的食物来源中获得膳食纤维。饮食均衡的同时摄入足够多的水溶性膳食纤维与非水溶性膳食纤维才能获得不同的益处。

膳食纤维最佳含量排行榜

每 100 克食材含膳食纤维量（克）

裙带菜（干）	小麦皮	魔芋	黄豆	豌豆	黑豆	红豆	荞麦	燕麦
40.6	31.3	20～30	15.5	10.4	10.2	7.7	6.5	5.3

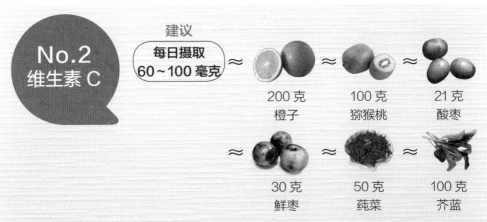

注：摄入60～100毫克维生素C，大约吃200克橙子，或100克猕猴桃，或21克酸枣，或30克鲜枣，或50克莼菜，或100克芥蓝就够了。

清脂作用

降低血清总胆固醇和三酰甘油水平，降低血脂浓度。

维生素C既可使胆固醇降低并且将胆固醇转化为胆酸排出体外，又可增加体内脂蛋白酶的活性，加速血清中三酰甘油的降解，从而降低血清总胆固醇和三酰甘油水平，达到降低血脂的目的。

维生素C不仅能辅助防治高脂血症、动脉硬化，还能提高人体免疫力，对辅助治疗克山病、贫血、坏血病等疾病也有很好的疗效，还能预防牙龈萎缩、出血，且具有防癌作用。

缺乏维生素 C 的症状

缺乏维生素C会导致全身无力、营养不良、面色苍白、轻度贫血、精神抑郁、牙龈肿胀、牙龈出血、关节及肌肉疼痛，皮肤出现瘀点、瘀斑。

补给须知

维生素C遇水、热、光、氧、烟都会被破坏，因此蔬菜水果加热烹调处理、经太阳照射、水泡等，都会损失一定的维生素C。一次性大量摄取维生素C不会全部被吸收，应分时间段摄取维生素C，以提高吸收率。

维生素C最佳含量排行榜　　　　　　　　　　每100克食材含维生素C量（毫克）

酸枣	鲜枣	小红辣椒	莼菜	芥蓝	柿子椒	猕猴桃	菜花	苦瓜	草莓	橙子
900	243	144	89	76	62	62	61	56	47	33

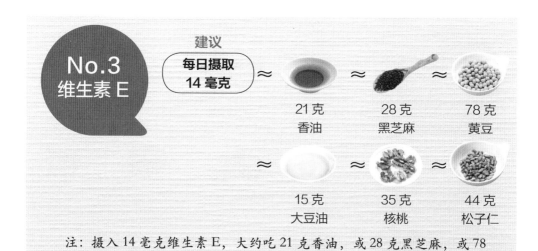

注：摄入 14 毫克维生素 E，大约吃 21 克香油，或 28 克黑芝麻，或 78 克黄豆，或 35 克核桃，或 44 克松子仁就够了。

清脂作用

减少氧化过程中低密度脂蛋白的产生，促进胆固醇排泄。

维生素 E 参与低密度脂蛋白的代谢，既可改善脂质代谢，又能增强低密度脂蛋白的抗氧化能力，减少氧化修饰的低密度脂蛋白的产生。氧化修饰的低密度脂蛋白可导致胆固醇排泄减少，进而使血脂升高。

维生素 E 能预防动脉硬化、冠心病；抗衰老，延长寿命；提高机体免疫力；保护肝脏，延缓慢性肝纤维化；预防和辅助治疗贫血；预防流产等。

缺乏维生素 E 的症状

缺乏维生素 E 会过早衰老，出现生殖功能障碍，表现为不孕不育。女性较早患更年期综合征，出现流产、贫血、免疫力下降、色斑增多、皮肤干燥、粗糙等。

补给须知

过食维生素 E 会出现反胃、胃肠胀气、腹泻和心脏急速跳动等不良反应，长期大剂量摄入维生素 E 可能会增加脑出血的危险。所以摄入维生素 E 的量不可过少，也不可过多。

维生素 E 最佳含量排行榜　　　　　　　　每 100 克食材含维生素 E 量（毫克）

大豆油	葵花子仁	香油	玉米油	黑芝麻	芝麻酱	核桃	榛子	松子仁	黄豆
93.1	79.1	68.5	50.9	50.4	35.1	41.2	36.4	32.8	18.9

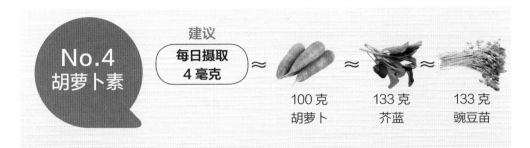

No.4
胡萝卜素

建议
每日摄取
4毫克

≈

100克
胡萝卜

≈

133克
芥蓝

≈

133克
豌豆苗

注：摄入4毫克胡萝卜素，大约吃100克胡萝卜，或133克芥蓝，或133克豌豆苗就够了。

清脂作用

改善血脂，预防并发症。

胡萝卜素作为一种抗氧化剂，是保持人体健康的重要营养元素，具有解毒、抗氧化的作用，能预防心血管疾病、白内障，有助于预防由衰老引起的多种退化性疾病。

胡萝卜素不仅能改善人体的血脂水平，还具有预防动脉硬化、冠心病、脑卒中等高脂血症并发症的作用。此外，胡萝卜素还能预防糖尿病；保护眼睛和皮肤；预防前列腺疾病；清除体内氧自由基等。

缺乏胡萝卜素的症状

人体缺乏胡萝卜素会增加心血管疾病、癌症、白内障、生殖系统疾病、泌尿系统疾病及呼吸道感染的发生概率，还可能引发夜盲症、干眼症等眼部疾病，以及出现失眠、过早衰老、皮炎、皮肤角质化的症状，口腔、消化道、呼吸道容易出现感染。

补给须知

胡萝卜素为脂溶性营养素，进食含胡萝卜素的食物要用油烹调才能提高吸收率。但胡萝卜素不宜与醋同食，因为醋会破坏胡萝卜素。

胡萝卜素最佳含量排行榜　　　　　　每100克食材含胡萝卜素量（毫克）

红薯叶	胡萝卜	百里香	芥蓝	芹菜叶	豌豆尖	豌豆苗	香菜
5.960	4.010	3.510	3.450	2.930	2.710	2.667	1.160

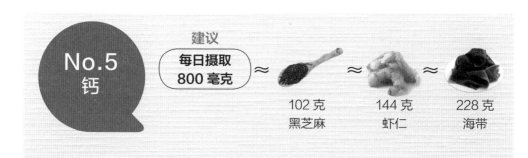

No.5
钙

建议
每日摄取
800 毫克

≈ 102 克 黑芝麻 ≈ 144 克 虾仁 ≈ 228 克 海带

注：摄取 800 毫克钙，大约吃 102 克黑芝麻，或 144 克虾仁，或 228 克海带就够了。

清脂作用

钙能降低血胆固醇的浓度。

血液中的钙与胆固醇结合后形成化合物沉积在骨中来降低血胆固醇总量，进而降低血脂浓度。人体补充充足的钙，尤其是离子钙，能够使食物里的脂肪酸、胆固醇与钙结合，减少肠道对脂肪的吸收。

钙还能镇静安神，防治失眠、头痛；也有利于预防中老年人骨质疏松；还有助于骨折后的恢复。

缺乏钙的症状

缺钙会导致睡眠质量下降，出现骨质疏松、骨质增生、手足抽搐等症状。

补给须知

补钙要尽量通过多吃含钙丰富的食物。食用含钙丰富的食品时，应避免过多食用含磷酸、草酸、蛋白质丰富的食物，以免影响钙吸收。在服用补钙药品时尽量不要饮用碳酸饮料，以免降低钙的吸收率。补钙剂量不宜过大，以防引发泌尿系统结石。

钙最佳含量排行榜　　　　　　　　　　　　　　每100 克食材含钙量（毫克）

芝麻酱	田螺	虾皮	黑芝麻	白芝麻	虾仁	花茶	海带
1170	1030	991	780	620	555	454	348

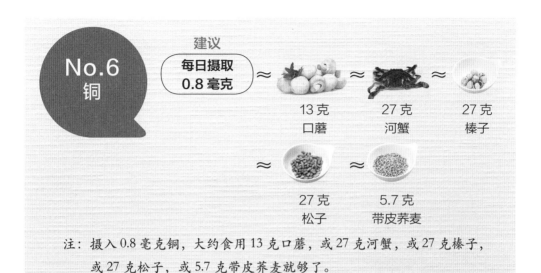

建议
每日摄取
0.8毫克

No.6
铜

13克
口蘑

27克
河蟹

27克
榛子

27克
松子

5.7克
带皮荞麦

注：摄入0.8毫克铜，大约食用13克口蘑，或27克河蟹，或27克榛子，或27克松子，或5.7克带皮荞麦就够了。

清脂作用

铜缺乏可使胆固醇和低密度脂蛋白浓度升高。

人体缺铜，血中胆固醇水平明显上升，低密度脂蛋白浓度上升，补铜后胆固醇水平可恢复正常。

人体内的铜有助于造血；保护心脏，预防心脏病；还能预防脑障碍；也可以抑制癌细胞的生长，预防癌症；还有抗衰老、助孕的作用。

缺乏铜的症状

人体缺铜容易导致毛发干枯、骨质疏松、女性不孕、胆固醇升高、记忆衰退、反应迟钝，还可能引起白癜风及少白头等黑色素丢失症。

补给须知

过量补充铜元素，可能会出现恶心、呕吐、上腹部疼痛、急性溶血和肾小管变形等中毒现象。

铜最佳含量排行榜　　　　　　　　　　　　　　　每100克食材含铜量（毫克）

带皮荞麦	生蚝	杏干	口蘑	酸梨	榛子	河蟹	松子（生）	海米
14.1	11.5	7.7	5.9	4.5	3.0	2.9	2.7	2.3

No.7 锌

建议

**每日摄取
男 12.5 毫克
女 7.5 毫克**

≈

男

139 克
干香菇

≈

208 克
羊瘦肉

≈

208 克
梭子蟹

女

83 克
干香菇

≈

125 克
羊瘦肉

≈

125 克
梭子蟹

注：男性摄入 12.5 毫克锌，大约吃 139 克干香菇，或 208 克羊瘦肉，或 208 克梭子蟹就够了。

女性摄入 7.5 毫克锌，大约吃 83 克干香菇，或 125 克羊瘦肉，或 125 克梭子蟹就够了。

清脂作用

影响脂质代谢，有助于清除外周组织中的胆固醇。

锌可影响脂质代谢，有助于提高高密度脂蛋白水平，清除外周组织中的胆固醇，预防或延缓高脂血症。

锌会加速伤口愈合；有助于辅助治疗生殖障碍；预防前列腺疾病；辅助治疗精神失常；防止味觉丧失；提高免疫力。

缺乏锌的症状

人体缺锌会食欲减退，还可能出现异食癖、皮肤粗糙、口腔溃疡反复发作、视力下降、皮肤无光泽，容易紧张、疲倦等症状；长期缺锌还可能出现性功能减退。

补给须知

夏季天气炎热，出汗较多，锌会随汗液流失，应该适量增加食用富含锌的食物。

锌最佳含量排行榜

每 100 克食材含锌量（毫克）

牡蛎	口蘑	干香菇	白瓜子	炒西瓜子	羊瘦肉	猪肝	梭子蟹	牛肉
9.4	9.0	8.6	7.1	6.8	6.1	5.8	5.5	4.7

建议
每日摄取 330 毫克 ≈ ≈ ≈

128 克
荞麦

166 克
黄豆

221 克
海参

注：摄入 330 毫克镁，大约吃 128 克荞麦，或 166 克黄豆，或 221 克海
　　参就够了。

清脂作用

降血脂浓度，预防动脉硬化。

镁能提升被称为"好胆固醇"的高密度脂蛋白胆固醇，降低被称为"坏胆固醇"的低密度脂蛋白胆固醇，有效降低血脂浓度，防止动脉硬化进而保护心脑血管等。

镁还能保护骨骼健康；维持神经和肌肉的正常功能；对心脏活动具有重要的调节作用，有利于预防心律不齐；预防肾结石、胆结石；改善消化不良。

缺乏镁的症状

人体缺乏镁容易出现头脑不清、神经过敏、低血糖、注意力不集中、应变能力差、心动过速、情绪不安、容易激动等情况。

补给须知

在吃富含镁的食物时，要避免吃富含脂肪的食物，否则会干扰人体对镁的吸收。

镁最佳含量排行榜

每 100 克食材含镁量（毫克）

榛子	荞麦	莲子	黄豆	绿茶	口蘑	海参	黑米
420	258	242	199	196	167	149	147

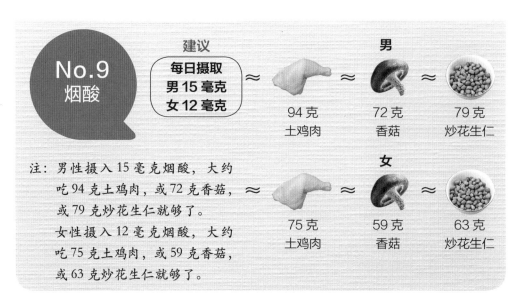

建议
每日摄取
男 15 毫克
女 12 毫克

No.9
烟酸

男
≈ 94克 土鸡肉 ≈ 72克 香菇 ≈ 79克 炒花生仁

女
≈ 75克 土鸡肉 ≈ 59克 香菇 ≈ 63克 炒花生仁

注：男性摄入 15 毫克烟酸，大约吃 94 克土鸡肉，或 72 克香菇，或 79 克炒花生仁就够了。女性摄入 12 毫克烟酸，大约吃 75 克土鸡肉，或 59 克香菇，或 63 克炒花生仁就够了。

清脂作用

烟酸能抑制合成和促进分解极低密度脂蛋白。

烟酸既能抑制极低密度脂蛋白的合成，又能促进极低密度脂蛋白的分解，从而使血中极低密度脂蛋白明显降低。

烟酸还能预防糙皮病；辅助治疗高脂血症；预防血管性偏头痛、脑动脉血栓形成、肺栓塞等；预防冻伤、中心性视网膜脉络膜炎等。

缺乏烟酸的症状

缺乏烟酸可发生糙皮病，发病初期有体重下降、倦怠无力、舌炎、口角炎、消化不良、腹痛、腹泻、失眠、头痛、健忘、烦躁等症状，随之暴露的皮肤发红、发痒，久之皮肤变为暗红色或棕色，有色素沉着、脱屑等症状。有的糙皮病患者可有继发感染、肌肉震颤，还可进展到精神错乱、定向障碍、癫痫发作甚至死亡。

补给须知

烟酸有降低胆固醇及三酰甘油的作用，但不良反应也较多。糖尿病、痛风、肝功能不全、消化性溃疡病患者，补充烟酸应咨询医生。

烟酸最佳含量排行榜

每 100 克食材含烟酸量（毫克）

香菇	炒花生仁	铁观音茶	花生（生）	土鸡	小麦皮	榛子（炒）	桂圆肉
20.5	18.9	18.5	17.9	15.7	12.5	9.8	8.9

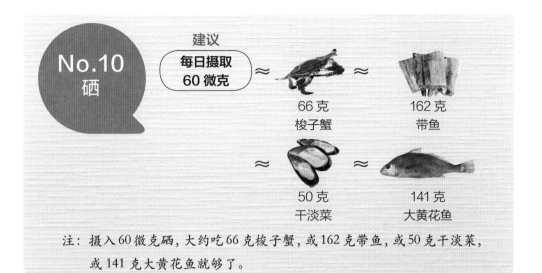

No.10 硒

建议
每日摄取
60 微克

≈ 66 克
梭子蟹

≈ 162 克
带鱼

≈ 50 克
干淡菜

≈ 141 克
大黄花鱼

注：摄入60微克硒，大约吃66克梭子蟹，或162克带鱼，或50克干淡菜，或141克大黄花鱼就够了。

清脂作用

促进体内胆固醇及三酰甘油代谢。

硒能在细胞质中破坏过氧化物，依靠强大的抗氧化功能，促进体内胆固醇及三酰甘油代谢，降低血黏度，预防心血管疾病发生。

硒还有抗衰老的作用；有助于预防女性更年期的潮热、烦躁；改善头皮屑过多；预防心血管疾病；降低重金属、有毒物质、致癌物质等对人体的损害。

缺乏硒的症状

人体缺硒容易精神不振，易患感冒，出现脱发、脱甲，皮肤干燥无光泽等，还会导致男子精子活力降低。

补给须知

硒有助于促进损坏人肾脏、生殖腺和中枢神经活动的有害金属离子排出体外，降低癌症的发病率。工作中常接触辐射，如从事核工业相关工作的人需注意补充硒。

硒最佳含量排行榜

每 100 克食材含硒量（微克）

干淡菜	松蘑	梭子蟹	口蘑	大黄花鱼	带鱼	鳝鱼	鲈鱼	杏仁
120.5	98.4	91.0	56.0	42.6	36.6	34.6	33.1	15.7

三餐带量食谱推荐，
1周改善高血脂

⏱ 早餐

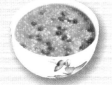

小米红豆粥
50 克

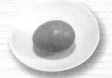

煮鸡蛋
1 个

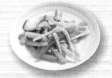

凉拌什锦菜 150 克
（芹菜 60 克，胡萝卜 50 克，
香菇、冬笋各 30 克，姜末 5 克，
盐 2 克，橄榄油 3 克）

🥄 低脂小妙招

妙招❶ 凉拌什锦菜在上桌前放几滴橄榄油，然后马上食用，这样橄榄油的香气能有效发挥出来，避免烹炒过程中放油太多，摄入油脂过量。

妙招❷ 凉拌什锦菜时可以多放些姜末，少放点油。

妙招❸ 亚麻籽油味道不佳，单用时口感不好，如果和橄榄油（或香油）按 1：1 混合，拌出来的菜不仅味道较好，而且脂肪酸更均衡。

🥢 食材随心换

小米红豆粥

1 份小米黄豆粥

高血脂患者可以吃小米红豆粥，如果不喜欢吃，也可以换成小米黄豆粥。小米蛋白质中的赖氨酸含量较低，所以最好搭配富含优质蛋白质的鱼类或蛋类，适合高血脂伴有身体虚弱者食用。

凉拌什锦菜

1 份水煮芦笋

高血脂患者可以吃凉拌什锦菜，如果不喜欢吃，也可以换成水煮芦笋。但由于芦笋中嘌呤含量很高，所以高血脂伴有痛风者，尤其是痛风急性发作时，最好少吃，以免病情加重。

🕛 午餐

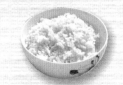 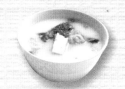 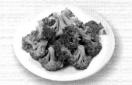

二米饭 150 克（熟重）
[大米 45 克（生重），
小米 15 克（生重）]

豆腐鲤鱼汤 350 克
（鲤鱼 200 克，豆腐 80 克，
番茄 50 克，牛奶 60 克，葱段、
姜片、蒜片、香菜末各 5 克，
盐 2 克，淀粉、料酒、植物油
各适量）

蒜蓉西蓝花 100 克
（西蓝花 150 克，蒜蓉
20 克，盐 1 克，白糖 2 克，
水淀粉、香油各适量）

🥄 低脂小妙招

妙招❶ 鲤鱼用清炖的方法烹调，可以少放油，用葱段、姜片、蒜片、香菜末调味，去除腥味，既可以减少油脂摄入，还能让口感更加鲜嫩。

妙招❷ 制作蒜蓉西蓝花时，可以用蒜蓉提味，滴几滴香油提香，这样可以避免用油太多，降低脂肪的摄入。

妙招❸ 蒜蓉西蓝花炒好后，可以将锅斜放 2~3 分钟，让菜里的油流出来，再装盘，这样也可以减少油脂的摄入。

❤ 食材随心换

二米饭	豆腐鲤鱼汤	蒜蓉西蓝花
⇄	⇄	⇄
1 份小窝窝头	1 份清蒸带鱼	1 份炒洋葱

高血脂患者可以吃二米饭，如果不喜欢，可以换成小窝头。小窝头一般是玉米面和黄豆面混合制作的，如果不喜欢吃黄豆面，也可以换成面粉，这样粗细粮搭配，营养更均衡。但玉米味甘淡，有利尿的作用，所以高血脂伴有遗尿者不宜食用。

高血脂患者可以吃豆腐鲤鱼汤，如果不喜欢吃，可以换成清蒸带鱼。带鱼中的不饱和脂肪酸能够降低血液中的胆固醇含量，减少胆固醇的吸收，从而降低血脂，但高血压伴有皮肤病、对海鲜过敏体质者不宜多吃。

高血脂患者可以吃蒜蓉西蓝花，如果不喜欢吃，可以换成炒洋葱。洋葱中的二烯丙基二硫化物能降低血清胆固醇和三酰甘油含量，有效降血脂，但洋葱味辛、甘，性温，所以高血脂伴有皮肤瘙痒性疾病、眼病及胃病者要少吃。

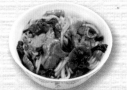
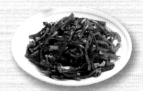

玉米面发糕
75 克

小鸡炖蘑菇 300 克
（去皮净鸡 200 克，榛蘑 50
克，红薯粉条 100 克，盐 2 克，
大料 5 克，花椒 10 粒，葱段、
姜片、白糖、生抽各 10 克，
植物油适量）

黑芝麻拌海带 150 克
（鲜海带 150 克，熟黑芝
麻 20 克，蒜泥、香菜末
各 10 克，醋、生抽、白
糖各 5 克，橄榄油适量）

🧬 低脂小妙招

妙招❶ 做玉米面发糕时，放点碱面或小苏打，有利于玉米中的烟酸被解离出来，降低血清胆固醇浓度。

妙招❷ 做小鸡炖蘑菇时，应去掉鸡皮，因为鸡皮中脂肪含量较高，容易升高血脂。此外，鸡块烹调前，用沸水焯烫一下，能减少烹调过程中油脂的摄入。

妙招❸ 黑芝麻拌海带，在上桌前放入对调控血脂有利的橄榄油提香，能减少烹饪过程中的用油量，从而减少油脂的摄入。

🍽 食材随心换

玉米面发糕
⇄
1/4 份蒸红薯

高血脂患者可以吃玉米面发糕，如果不喜欢吃，可以换成蒸红薯。红薯能促使皮下脂肪减少，但红薯中的糖分在胃中会产生大量胃酸，增加胃内压力，所以高血压伴有胃溃疡、胃胀者不宜食用。

小鸡炖蘑菇
⇄
1 份山药炖鸭肉

高血脂患者可以吃小鸡炖蘑菇，如果不喜欢吃，可以换成山药炖鸭肉。鸭肉中的烟酸能减少胆固醇的吸收，但鸭肉性寒，高血脂伴有脾胃虚寒者不宜食用。

黑芝麻拌海带
⇄
1 份凉拌黄瓜

高血脂患者可以吃黑芝麻拌海带，如果不喜欢吃，也可以换成凉拌黄瓜。黄瓜中的膳食纤维能减少胆固醇的吸收，但黄瓜性寒，血脂异常伴有胃寒者不宜食用。

第三章

优选三餐食材，
调理高脂血症

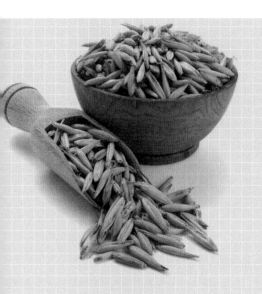

燕麦
降脂减肥刮油最佳食品

(推荐用量)

每日推荐用量: 40 克

(降血脂关键营养成分)

亚油酸、可溶性膳食纤维

对高脂血症和并发症的功效

1 降低血清胆固醇浓度,有效降血脂。燕麦中含有丰富的亚油酸有利于降低血清胆固醇、三酰甘油的浓度;燕麦中还富含可溶性膳食纤维,可促进肠蠕动,减少胆固醇在大肠、小肠内被吸收的机会;可溶性膳食纤维又可与胆汁酸、胆固醇结合,从而降低血清胆固醇浓度,有效降血脂。

2 使餐后血糖缓慢上升。燕麦中含有的膳食纤维可延长食物在胃里停留的时间,推迟小肠对淀粉的消化吸收,使餐后血糖缓慢上升。此外,燕麦还具有润肠通便、促进血液循环、预防骨质疏松的保健功效。

完美搭档

燕麦 + 牛奶

燕麦和牛奶一起食用,可以同时补充膳食纤维、蛋白质及多种维生素,营养丰富,还可安神。

养生营养

燕麦以煮粥、冲服的方法为佳。如果燕麦与牛奶一起食用,或在燕麦粥中加入少量瘦肉末调味,不仅味美,在降血脂的同时还补充了优质蛋白质,有利于保证饮食营养均衡。

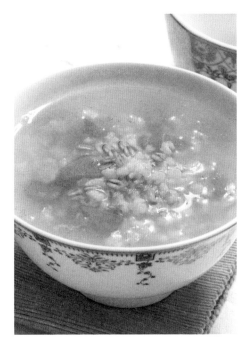
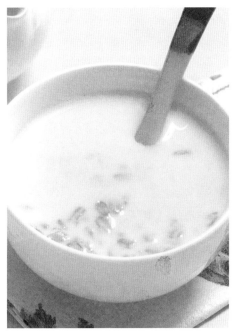

燕麦南瓜粥

材料 燕麦片 50 克，大米 60 克，南瓜 200 克。

做法

1 将南瓜洗净，去皮，切成小块；大米洗净，浸泡 30 分钟。

2 将大米放入煮锅中，加适量水，用大火煮沸后换小火煮 20 分钟，加入南瓜块，小火煮 10 分钟。

3 最后加入燕麦片，小火煮 5 分钟，关火即可。

> **烹饪智慧** 南瓜中的果胶可与胆固醇结合，使血胆固醇浓度下降，所以南瓜有"降脂佳品"之誉，与燕麦一起食用可更好地降血脂。

燕麦牛奶粥

材料 燕麦片 50 克，牛奶 250 克。

做法

1 将燕麦片放入煮锅中，加少量水，大火煮沸，并不断搅拌煮至熟软。

2 将牛奶倒入煮软的燕麦粥中，小火煮开即可食用。

> **烹饪智慧** 燕麦要煮至熟软再倒牛奶，牛奶不要煮得时间太长，以防蛋白质变性，导致营养成分流失。牛奶燕麦一同食用既可降脂又可增加蛋白质，一举两得。

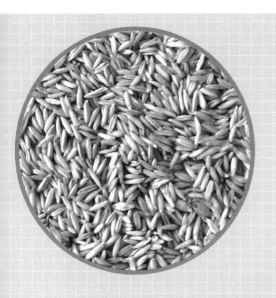

莜麦
降低血液中的胆固醇

<table>
<tr><td>推荐用量</td></tr>
</table>

每日推荐用量：40 克

<table>
<tr><td>降血脂关键营养成分</td></tr>
</table>

膳食纤维、亚油酸

对高脂血症和并发症的功效

1 促进胆固醇排出，降低血液中胆固醇含量。莜麦中的膳食纤维可以有效促进胆固醇排出，降低胆固醇和三酰甘油的含量，所含的亚油酸可以降低血液中胆固醇含量。

2 预防心脏病和动脉硬化。莜麦中的亚油酸可以减少血管中的胆固醇，可预防动脉粥样硬化和心脑血管疾病，对因肝病、肾病、糖尿病引起的继发性高脂血症有一定疗效。

完美搭档

莜麦 + 羊肉　　莜麦蛋白质含量较高，和羊肉搭配有利于滋补身体，提高机体免疫力。

养生营养　莜麦是营养丰富的粮食作物，在禾谷类作物中蛋白质含量最高，且含有8种必需氨基酸，组成也较平衡。

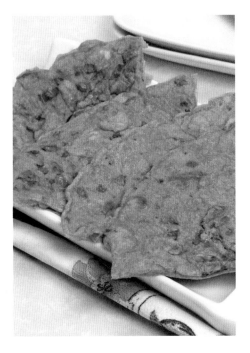
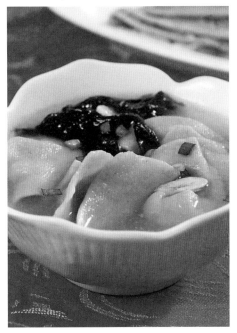

莜麦蛋饼

材料 莜麦面100克，鸡蛋1个，蔬菜碎20克。

调料 葱花5克，盐3克，油少许。

做法

1 鸡蛋磕开，搅拌成蛋液；将莜麦面与鸡蛋液、盐、葱花、蔬菜碎混合均匀。

2 平底锅中放少许油烧热，在锅中均匀放上一勺面糊，用小火摊成面饼即可。

> **烹饪智慧** 用刷子蘸油刷平底锅，可减少用油量，降低油脂的摄入。

莜麦面馄饨

材料 莜麦面100克，鸭胸肉50克，紫菜、虾皮各适量。

调料 葱花、香菜末、胡椒粉、盐、生抽、料酒各适量，香油3克。

做法

1 鸭胸肉洗净，剁成肉馅，加盐、生抽、料酒、胡椒粉、香油搅匀，做成馄饨馅。

2 紫菜洗净，撕成小块；虾皮洗净。

3 莜麦面倒入盆中，加适量温水和成面团，擀成馄饨皮，包入鸭肉馅，做成馄饨生坯，入沸水中煮熟，用紫菜、虾皮、葱花、香菜末、胡椒粉和香油调味即可。

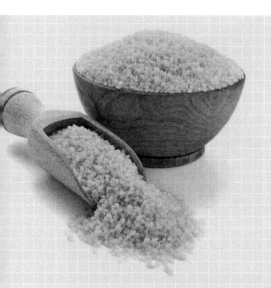

小米

分解和转化脂肪

(推荐用量)
每日推荐用量: 60 克

(降血脂关键营养成分)
B 族维生素、不饱和脂肪酸

对高脂血症和并发症的功效

1 分解脂肪，减少脂肪的吸收，降低血液中胆固醇的含量。小米中含有丰富的 B 族维生素，能够帮助分解和转化脂肪；其中所含有的不饱和脂肪酸和维生素 E 相互作用，有利于降低血液中胆固醇的浓度，并防止其在血管壁上沉积。

2 预防血栓形成。小米中含有的 B 族维生素可以减少脂肪的吸收，防止血栓形成，能够有效预防高脂血症引起的脑卒中等疾病。

完美搭档

| 小米 + 蛋类 | 鸡蛋含有丰富的优质蛋白质，小米中的 B 族维生素有利于提高蛋白质的吸收率。 |

养生营养 小米蛋白质中赖氨酸含量偏低，蛋氨酸含量相对较高，而大豆中的蛋白质恰恰相反，混合食用时赖氨酸和蛋氨酸两者可相互补充，从而提高营养价值。

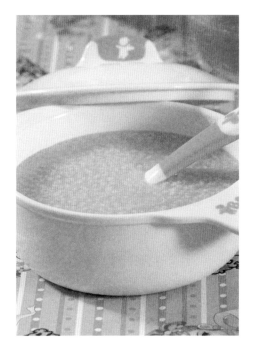

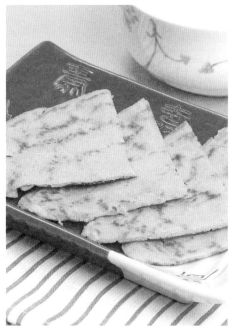

小米粥

材料 小米 100 克。

做法

1 小米淘洗干净。

2 锅置火上，倒入适量清水烧开，放
入小米大火煮沸，再转小火，不停
搅拌，煮至小米开花即可。

小米黄豆面饼

材料 小米面 200 克，黄豆面 40 克，
干酵母 3 克，油适量。

做法

1 将小米面、黄豆面和干酵母放入面
盆中，倒入水搅拌成无颗粒的糊
状，加盖醒发 4 小时。

2 锅内倒油烧热，舀入面糊，使其自
然形成圆饼状，将饼煎至两面金黄
即可。

烹饪
智慧
在用小火熬煮时，最好时不时
地搅动几下，这样能让米粒更
饱满，呈黏稠状。

烹饪
智慧
面团不要揉得太硬，只要不粘
手即可；煎的时候要小火，否
则外焦里不熟。

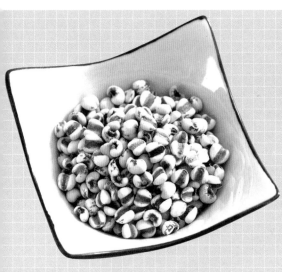

薏米

改善血脂代谢紊乱

（推荐用量）
每日推荐用量：60 克（熟重）
（降血脂关键营养成分）
薏苡仁多糖、羟基不饱和脂肪酸

对高脂血症和并发症的功效

1 改善血脂代谢紊乱。薏米中含有的羟基不饱和脂肪酸和薏苡仁多糖有利于改善血脂代谢紊乱。

2 缓解动脉硬化，稳定血压。薏米中含有丰富的水溶性膳食纤维，可降低胆固醇、延缓血糖升高速度。其中含有的薏苡仁油对降血压有辅助作用。

完美搭档

薏米 + 山药

薏米和山药同食有利于补气健脾，缓解身体疲倦无力、脾胃虚弱等症。

养生营养 薏米的营养价值很高，被誉为"世界禾本科植物之王"，且易消化吸收，煮粥、做汤均可。

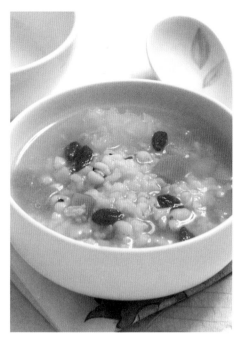
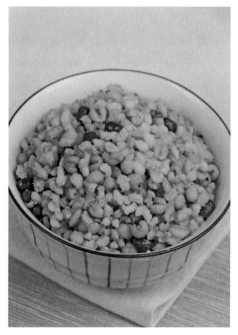

薏米南瓜粥

材料 南瓜 200 克，薏米、大米各 50 克，
银耳、枸杞子各适量。

调料 蜂蜜少许。

做法

1 将南瓜洗净，去皮，切成丁，大米
和薏米、枸杞子洗净，大米泡 30
分钟，薏米泡 2 小时，银耳用冷水
浸泡 1 小时。

2 锅中倒入清水，用大火加热，水开
后加入薏米再次煮开，转成小火煮
20 分钟，加大米煮 30 分钟。

3 放入南瓜丁和银耳，用小火继续煮
15 分钟，最后放入枸杞子，再煮 5
分钟关火，食用时加入蜂蜜调味。

薏米红豆糙米饭

材料 薏米 50 克，红豆 25 克，糙米 50
克，大米 50 克。

做法

1 薏米、糙米、红豆分别淘洗干净，
用清水浸泡 2 ~ 3 小时；大米洗净，
泡 30 分钟。

2 把大米、薏米、红豆和糙米一起倒
入电饭锅中，倒入没过米面 2 个指
腹的白开水，盖上锅盖，按下蒸饭
键，蒸至电饭锅提示米饭蒸好即可。

> **烹饪智慧** 蒸饭时最好用烧开后晾凉的白
> 开水，因为未烧开的水中含有
> 氯气，在烧饭过程中会大量破
> 坏粮食中的维生素。

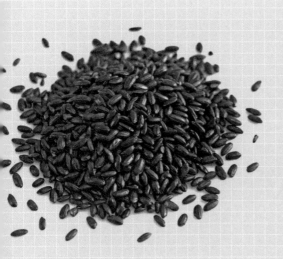

黑米
降低低密度脂蛋白胆固醇

（推荐用量）
每日推荐用量：50 克

（降血脂关键营养成分）
花色苷类化合物、不饱和脂肪酸

对高脂血症和并发症的功效

1 有效降低血脂水平，改善血脂代谢。黑米的提取物花色苷类化合物和不饱和脂肪酸有利于降低血清总三酰甘油、总胆固醇、低密度脂蛋白胆固醇的浓度，从而有效降低血脂水平，改善血脂代谢，减少动脉粥样硬化的危险性，预防心血管疾病。

2 补血活血，降低血压，预防心血管病。黑米中的黄酮类物质可以增强血管的韧度和强度，预防血管破裂，保护心血管健康，还有助于平稳血糖，对高脂血症合并糖尿病和高脂血症合并高血压有一定帮助。

完美搭档

| 黑米 + 面粉 | 黑米搭配面粉食用不仅口感美味，而且对高血压、糖尿病、高脂血症有预防作用。 |

养生营养 黑米煮粥口感较好，煮粥时，最好配糯米来增加黏度；因为黑米、糯米黏性都较大，烹煮时可添加适量普通大米来调节黏度。

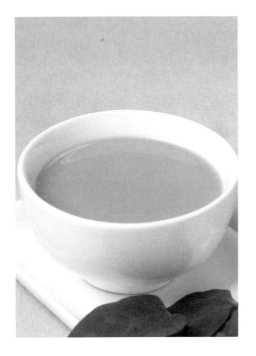
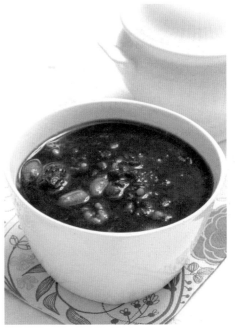

黄豆桑叶黑米豆浆

材料 黄豆 50 克，黑米 20 克，鲜桑叶 10 克。

做法

1 黄豆洗净，用清水浸泡 10~12 小时；黑米洗净，浸泡 2 小时；鲜桑叶洗净。

2 将黄豆、黑米和鲜桑叶倒入全自动豆浆机中，加水至上下水位线之间，煮至豆浆机提示豆浆做好，过滤后倒入碗中即可。

> **烹饪智慧** 浸泡黑米的水保留，和清水一起倒入豆浆机使用，可更好地保留和利用黑米的营养成分。

八宝黑米粥

材料 黑米 30 克，莲子、薏米、红豆、花生仁、核桃仁、百合各 10 克，红枣 5 枚。

调料 冰糖 5 克。

做法

1 将除冰糖外的 8 种食材洗净后，浸泡一晚，备用。

2 将 8 种食材连同浸泡的水一同倒入锅中，再加入适量清水，用大火煮沸后转小火煮 2 小时，在煮的时候要不时搅动以免煳锅，直至 8 种食材软烂，粥黏稠。

3 往粥中放入冰糖调味，冰糖化开后即可食用。

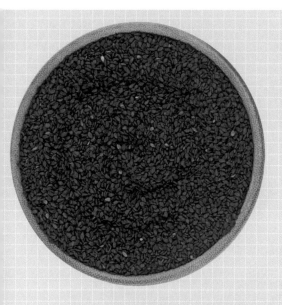

黑芝麻

促进血液中的胆固醇代谢

(推荐用量)

每日推荐用量：10 克

(降血脂关键营养成分)

铁、卵磷脂、维生素 E、芝麻素

对高脂血症和并发症的功效

1 降低血清胆固醇。黑芝麻含有的铁、卵磷脂和维生素 E，是降低血液中胆固醇的重要成分。黑芝麻含有亚油酸可降低血脂，芝麻素和芝麻酚具有降低血清胆固醇的作用，芝麻中木酚素也具有抑制小肠吸收胆固醇、阻碍肝脏合成胆固醇的作用。黑芝麻所含的各种成分协同作用，可有效降低血脂，预防和减轻动脉粥样硬化的发生和发展。

2 减少脂肪的吸收。黑芝麻中含丰富的不饱和脂肪酸和维生素 E，可清除体内自由基，减少肠胃对脂肪的吸收，保护心血管，对高脂血症合并心血管病有益。

完美搭档

黑芝麻 + 燕麦

黑芝麻和燕麦都含有脂肪、维生素 E、钙、磷、B族维生素等，有利于强壮筋骨、补虚生肌、填补精髓、养血益气。

 养生营养 黑芝麻药食两用，具有"补肝肾，滋五脏，益精血，润肠燥"等功效，被视为滋补圣品。

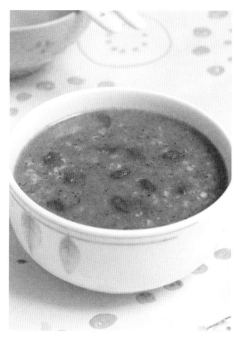
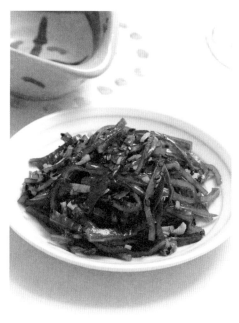

黑芝麻燕麦粥

材料 速溶燕麦片 60 克，黑芝麻粉 25 克，枸杞子 10 克。

调料 白糖 5 克。

做法

1 黑芝麻粉放入碗中，加入适量沸水调匀成芝麻糊。

2 芝麻糊中加入燕麦片、洗净的枸杞子、白糖调匀即可。

黑芝麻拌海带

材料 鲜海带 500 克，熟黑芝麻 20 克。

调料 料酒、蒜泥、香菜末、醋、生抽、白糖、盐各适量。

做法

1 海带洗净，用开水焯一下，捞出过凉，捞出沥干水分，切成海带丝。

2 蒜泥、熟芝麻添加盐、白糖、生抽、醋、料酒搅拌均匀，拌入海带丝中，撒上香菜末即可。

烹饪智慧 把生的黑芝麻炒熟后，再和燕麦片一起开水冲，吃后营养会更容易吸收。

烹饪智慧 炒黑芝麻时要用小火。

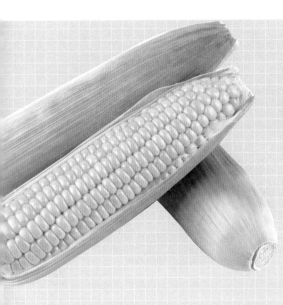

玉米
帮助减肥，预防并发症

(推荐用量)
鲜玉米 100 克；
玉米面、干玉米 50～100 克

(降血脂关键营养成分)
烟酸、亚油酸、维生素 E

对高脂血症和并发症的功效

1 降低胆固醇浓度，防止其在血管壁沉积。玉米中含丰富的烟酸，有利于降低血清胆固醇浓度；玉米所含亚油酸和玉米胚芽中的维生素 E 协同作用，也可降低血液中的胆固醇浓度，并防止其在血管壁上沉积。

2 平稳血糖、降低血压。玉米中含有丰富的膳食纤维，长期食用有较好的平稳血糖，降低血脂、血压及改善糖耐量的作用。玉米中所含的镁，有增强胰岛素功能的作用；谷胱甘肽则能消除破坏胰岛素的自由基，延缓碳水化合物的吸收，稳定血糖。对高脂血症合并糖尿病和高脂血症合并高血压患者有帮助。

完美搭档

玉米 + 豆类　玉米所含的蛋白质中缺乏色氨酸，宜与富含色氨酸的豆类搭配食用。

养生营养 鲜玉米以煮、蒸的方法烹饪最佳，营养成分流失最少。用玉米面做玉米粥、蒸窝头、贴玉米饼时加少量小苏打，做出来的食品不但色香味俱佳，而且营养成分易被人体吸收利用。

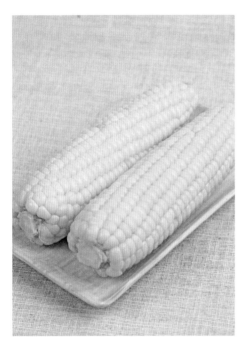

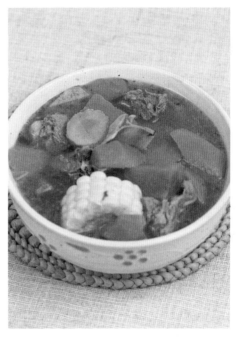

蒸玉米

材料 鲜玉米2根（约300克）。

做法

1 鲜玉米去玉米皮去须，洗净。

2 蒸锅置火上，倒入适量清水，放上蒸屉，放入玉米，待锅中的水开后再蒸20分钟即可。

> **烹饪智慧** 玉米蒸着吃最好。与其他烹饪方法相比，蒸玉米油脂含量最少，降脂效果好，营养流失也最少。

玉米胡萝卜排骨汤

材料 玉米1根（约150克），胡萝卜100克，排骨150克。

调料 姜片10克，盐2克。

做法

1 玉米去皮去须，洗净，切段；胡萝卜洗净，去皮，切斜块；排骨洗净，斩成小块，放入沸水锅中汆烫。

2 锅内倒入适量清水，加排骨块、姜片，大火煮开，转小火煮1小时。

3 加胡萝卜块、玉米段，继续用小火煮20分钟，加盐调味即可。

> **烹饪智慧** 在锅中放些猪骨垫底，能防止煳锅。

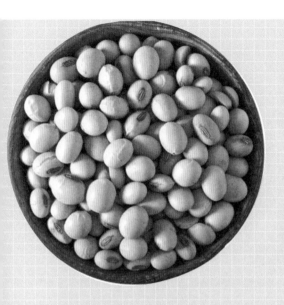

黄豆

降脂豆中的"黄金豆"

(推荐用量)
每日推荐用量：40 克

(降血脂关键营养成分)
卵磷脂、皂苷、可溶性膳食纤维

对高脂血症和并发症的功效

1 阻碍胆固醇吸收并促进其排出体外。黄豆中的卵磷脂可以清除附着在血管壁上的胆固醇，皂苷能够降低血脂；可溶性膳食纤维可以促进胆固醇排出，降低血液中胆固醇的浓度，并防止其在血管壁上沉积。

2 平稳血糖，缓解动脉硬化。黄豆中含有的卵磷脂能够清除血管中的胆固醇，预防动脉硬化和脑卒中，黄豆中含有抑制胰蛋白酶的物质，能够帮助预防糖尿病。

完美搭档

黄豆 + 黄瓜　黄豆和黄瓜都有利于降脂，二者搭配有利于降低胆固醇，减少脂肪的吸收。

 养生营养　黄豆蛋白质内赖氨酸较多，蛋氨酸却较少。为了使营养丰富，食用黄豆制品时应注意与含蛋氨酸丰富的食品搭配食用，如鸡、鸭、鸽、鹌鹑等的蛋类。

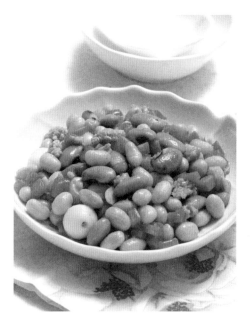
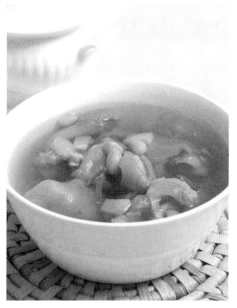

四喜黄豆

材料 黄豆120克，青豆、胡萝卜、莲子、猪瘦肉各30克。

调料 盐、白糖各2克，植物油、料酒、水淀粉各适量。

做法

1 将材料分别洗净后，猪瘦肉切末；胡萝卜洗净，去皮切粒；黄豆先浸泡2小时后煮熟；莲子浸泡4小时后煮熟。

2 将猪瘦肉末中加适量盐、料酒、水淀粉腌好后，倒入油锅中炒熟，再往油锅中加入黄豆、青豆、胡萝卜粒和莲子。

3 将熟时，加入剩下的盐和白糖调味，再加入剩下的水淀粉勾芡即可。

黄豆猪蹄汤

材料 黄豆100克，猪蹄300克。

调料 黄酒、葱段、姜片各10克，盐2克。

做法

1 将黄豆洗净，浸泡8小时备用；猪蹄用沸水烫后拔净毛，切块。

2 将猪蹄放入煮锅内加入清水、姜片一起煮沸，撇沫，再加入黄豆、黄酒、葱段，改小火焖煮至猪蹄软烂，加盐调味。

> **烹饪智慧** 猪蹄用沸水汆烫去油脂，然后用水冲洗。

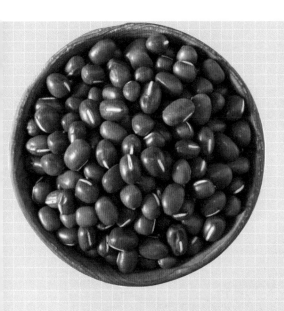

红豆

降低血液中胆固醇含量

（推荐用量）
每日推荐用量：60 克

（降血脂关键营养成分）
膳食纤维、豆固醇

对高脂血症和并发症的功效

1 促进胆固醇排出，降低血液中胆固醇含量。红豆中含有丰富的膳食纤维及豆固醇，有利于促进胆固醇的排出，降低血液中胆固醇浓度，并防止其在血管壁上沉积。

2 平稳血糖，降血压。红豆中的膳食纤维可以帮助清除血管中的胆固醇、降低血脂、平稳血糖，红豆中的钾可以促进体内多余盐分的排出，对降血压有一定功效。

完美搭档

红豆 + 鲤鱼 红豆富含皂苷等利尿解毒的成分，和鲤鱼一起食用可以加强利尿消肿的功效。

 养生营养 红豆富含铁质，具有补血、促进血液循环、增加体力、增强抵抗力的功效，是贫血者的理想食物。

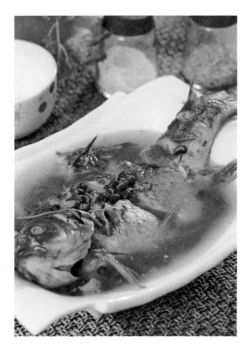
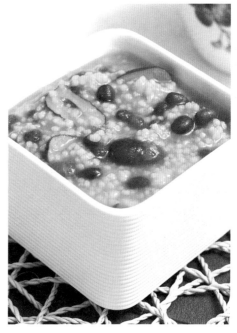

红豆鲤鱼汤

材料　鲤鱼1条(约500克),红豆50克。

调料　植物油、姜片、盐、淀粉、香菜段各适量,陈皮10克,草果1个。

做法

1　将鲤鱼宰杀,去鳞、鳃及内脏,洗净;红豆洗净,浸泡4小时。

2　将鱼裹上淀粉过油煎一下;锅中加水,烧开后,加红豆及陈皮、草果、姜片,熬煮1小时,放入鲤鱼煮至豆熟时,加入盐调味,撒上香菜段即可。

> 烹饪智慧　泡红豆时不要用热水,在煮的时候不要加碱,防止所含的降脂营养素等被破坏或流失。

红豆小米粥

材料　小米80克,红枣(干)30克,红豆50克。

调料　红糖10克。

做法

1　红豆洗净,用水浸泡4小时;小米淘洗干净;红枣洗净,去核,浸泡半小时。

2　锅置火上,倒水烧开,加红豆煮至半熟,再放入小米、红枣,煮至烂熟成粥,用红糖调味即可。

> 烹饪智慧　加适量碱粉,粥的颜色不仅漂亮,口感也会更好。

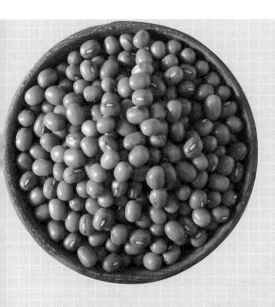

绿豆

降血脂的"良药"

推荐用量
每日推荐用量：50～100克

降血脂关键营养成分
多糖

对高脂血症和并发症的功效

1 减少胆固醇的吸收，平衡三酰甘油在血液中的含量。绿豆中的多糖能够增强血清脂蛋白酶的活性，可以水解三酰甘油，从而降低血脂；还可以加速胆固醇在体内的分解，减少胆固醇的吸收。

2 平稳血糖，防治动脉硬化。绿豆中的多糖能够降低血脂，从而降低高血压和心脑血管疾病的发病率，还可以防止血糖过高，适合糖尿病患者食用。

完美搭档

绿豆 + 燕麦　　燕麦有抑制血糖上升的作用，和绿豆搭配食用有利于控制血糖，促进营养素的吸收。

养生营养　煮绿豆忌用铁锅，因为豆皮中所含的单宁遇铁后会发生化学反应，生成黑色的单宁铁，并使绿豆汤变为黑色，影响味道和消化吸收。

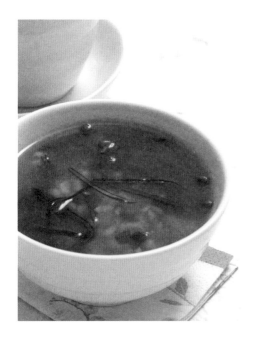

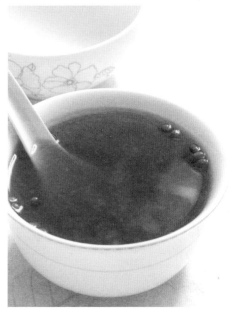

绿豆海带粥

材料　大米、海带、绿豆各 50 克。

调料　白糖 3 克。

做法

1　大米洗净，用清水浸泡 30 分钟；绿豆洗净，用清水浸泡 2 小时；海带洗净，切丝。

2　将大米连同浸泡的水倒入锅中煮沸，然后加入海带丝煮沸，改小火焖煮。

3　将绿豆放入蒸锅中蒸熟，然后倒入大米粥内一同焖煮至软烂，再加入白糖，搅匀即可关火。

烹饪智慧　海带所含的褐藻胶可辅助治疗动脉硬化，与绿豆同食可增强其降脂功效。

绿豆汤

材料　绿豆 100 克。

做法

1　将绿豆洗净，沥干水分后倒入锅中。

2　加入沸水，煮开后改用中火，盖上锅盖，继续以中火焖煮至绿豆软烂即可关火。

烹饪智慧　绿豆汤中溶出的酚类物质在空气中易发生氧化导致汤变红色。保持它们的活性对于绿豆的营养功效十分重要，压力锅煮绿豆汤利于保留绿豆营养成分。

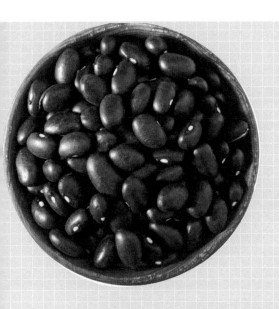

黑豆

软化血管，美容降脂

(推荐用量)
每日推荐用量：40 克

(降血脂关键营养成分)
不饱和脂肪酸、镁、植物性固醇

对高脂血症和并发症的功效

1 避免过多胆固醇沉积。黑豆所含的不饱和脂肪酸和镁等成分，均可促进血液中胆固醇的代谢。此外，黑豆所含的植物性固醇，可与其他食物中的固醇类相互竞争吸收，而加速粪便中固醇类的排出，避免过多胆固醇堆积在体内。

2 预防高脂血症并发糖尿病。黑豆中含有胰蛋白酶和胰凝乳蛋白酶，能增强胰腺功能，促进胰岛素分泌。对预防高脂血症并发糖尿病有一定作用。

完美搭档

黑豆 + 维生素 C　黑豆中的植酸会妨碍人体吸收锌和铁，适宜搭配富含维生素 C 的食品。

养生营养　黑豆的纤维质含量高，可促进肠胃蠕动，预防便秘，是不错的减肥佳品。

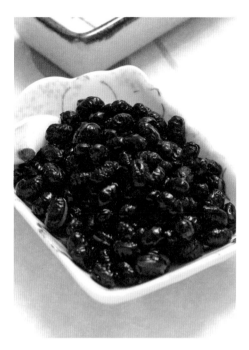

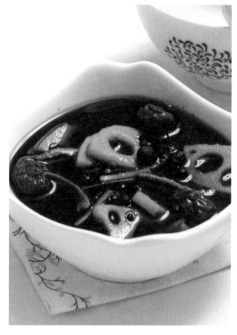

醋泡黑豆

材料 黑豆100克。

调料 醋300克，蒜瓣10克。

做法

1 将黑豆清洗干净，沥干水分备用。

2 将黑豆放入平底锅内，以中火炒干黑豆的水分，转小火炒至黑豆表皮裂开，关火待冷却。

3 取一无油无水的干净容器，放入冷却的黑豆，倒入刚开瓶的醋（醋的量以完全淹没黑豆为准，多少可以根据自身喜好决定），在表面放入蒜瓣。

4 将容器密封起来，放置阴凉处或冰箱冷藏7天后即可分次食用。

莲藕黑豆汤

材料 莲藕300克，黑豆50克，红枣10克。

调料 姜丝、陈皮各5克，盐2克。

做法

1 黑豆干炒至豆壳裂开，洗去浮皮；莲藕去皮，洗净，切片；红枣洗净；陈皮浸软。

2 锅置火上，倒入水煮沸，放入莲藕、陈皮、姜丝、黑豆和红枣煮沸，转小火煮1小时，加盐调味即可。

> **烹饪智慧** 建议加入清水，不要加高汤等热量高的汤类。

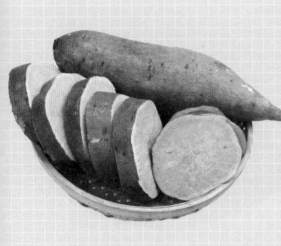

红薯

清除血管壁的胆固醇硬化斑

推荐用量
每日推荐用量: 50 克

降血脂关键营养成分
β-胡萝卜素、维生素 C

对高脂血症和并发症的功效

1 减少脂肪沉积。红薯富含的 β-胡萝卜素、维生素 C 具有抗氧化作用，能够预防心血管系统的脂质沉积，预防动脉粥样硬化，促使皮下脂肪减少，避免出现过度肥胖，可有效降血脂。

2 避免肥胖。红薯能预防动脉粥样硬化，且富含膳食纤维，有润肠通便、帮助减肥的作用，对高脂血症合并肥胖症患者有益。

完美搭档

红薯 + 玉米

红薯含有丰富的维生素 C，搭配富含膳食纤维的玉米，营养更丰富。

养生营养 红薯的烹饪方法多样，对高脂血症患者来说，用来煮粥，做成红薯饮，和米面做成红薯点心都是不错的选择。

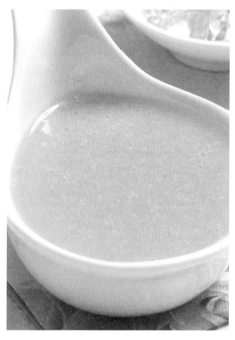

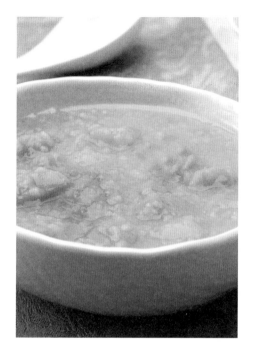

红薯米糊

材料 大米50克，红薯30克，燕麦 20克。

做法

1 大米和燕麦淘洗干净，燕麦浸泡 1~2小时，大米浸泡30分钟；红 薯洗净，去皮，切粒。

2 将大米、燕麦和红薯粒倒入全自动 豆浆机中，加水至上下水位线之 间，煮至豆浆机提示米糊做好即可。

 此米糊带着淡淡的甜味，所以 不用加糖。

红薯玉米粥

材料 红薯200克，玉米面100克。

做法

1 红薯洗净，去皮，切小块；玉米面 用水调成稀糊。

2 将红薯块倒入锅中，加入适量清 水，用大火煮沸后转小火煮20分 钟，边煮边用勺子轻轻搅动，直至 红薯软烂。

3 一边往红薯粥中加入玉米面糊，一 边搅动，继续小火煮10分钟，至 玉米面熟，并与红薯块充分混匀即 可关火。

烹饪 智慧 红薯煮沸后改小火，这样煮红 薯特别香甜糯软。

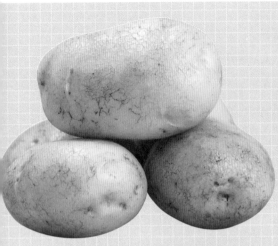

土豆

预防心血管三酰甘油沉积

（推荐用量）
每日推荐用量: 200 克

（降血脂关键营养成分）
维生素 C、膳食纤维

对高脂血症和并发症的功效

1 加速胆固醇排出体外。土豆中含大量维生素 C 和膳食纤维，可促进胃肠蠕动，加速胆固醇在肠道内代谢，从而促进胆固醇排出体外，有通便和降低血胆固醇，预防动脉硬化的作用。

2 预防高血压。土豆含有丰富的钾，可以将钠排出体外，以有效预防高血压。

完美搭档

土豆 + 猪肉	含有碳水化合物的土豆与含维生素 B₁ 及锌的猪肉搭配食用，有助于消除疲劳。
土豆 + 芹菜	土豆与芹菜同食可起到降血压、缓解疲劳、预防便秘、健脾除湿的作用。

养生营养 土豆是所有粮食作物中维生素含量最全的，特别是含有禾谷类粮食所没有的胡萝卜素和维生素 C。

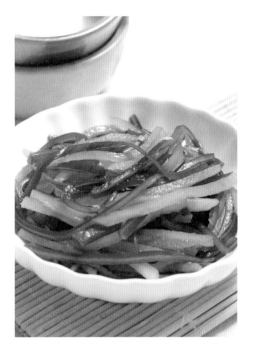
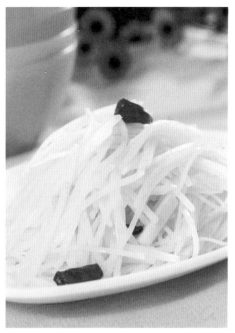

土豆拌海带丝

材料 土豆 250 克，鲜海带 150 克。

调料 蒜泥、葱花各 10 克，酱油 3 克，
醋 8 克，盐、辣椒油各 2 克。

做法

1 将海带洗净，切成丝备用；土豆洗
净去皮，切成丝备用。

2 在锅中放入适量清水，大火煮沸
后，分别将海带丝、土豆丝放入沸
水中，焯熟，沥干备用。

3 将葱花、蒜泥、酱油、醋、盐和辣
椒油放在同一个碗内，调成味汁。

4 将海带丝、土豆丝同时放入一个大
器皿中，加入调好的味汁，拌匀装
盘即可。

醋熘土豆丝

材料 土豆 300 克。

调料 醋 8 克，干辣椒 5 克，盐 2 克，
植物油适量，生抽、葱花各少许。

做法

1 将土豆洗净去皮，切丝，放入水中
浸泡 5 分钟，以去掉过多的淀粉，
捞起沥干备用。

2 炒锅烧热后，放入适量植物油，油
热后倒入干辣椒、葱花爆香，再放
入土豆丝大火翻炒，将熟之时放入
醋、盐、生抽调味，再翻炒拌匀即
可关火装盘。

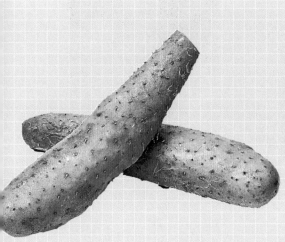

山药
防止血脂在血管壁沉积

(推荐用量)
每日推荐用量: 200 克
(降血脂关键营养成分)
黏液蛋白、皂苷等

对高脂血症和并发症的功效

1 能有效防止血脂在血管壁沉积，预防心血管疾病。山药含有大量的黏液蛋白、维生素及微量元素，既能平稳血糖，又能有效阻止血脂在血管壁沉积。山药所含的皂苷能够降低胆固醇浓度和三酰甘油浓度，有效改善高脂血症和高血压等。

2 有助于平稳血糖，可用于辅助治疗糖尿病，是高脂血症合并糖尿病患者的优先选择食材。山药含有淀粉酶、多酚氧化酶等，有健脾益胃、助消化的作用，能强健机体，滋肾益精，尤其适宜糖尿病患者、腹胀患者、病后虚弱者、慢性肾炎患者、长期腹泻者食用。

完美搭档

| 山药 + 薏米 | 两者同食有利于补气健脾，缓解身体疲倦无力、脾胃虚弱等症。 |

 养生营养 山药的吃法有很多，高脂血症患者食用山药可以选择拌、炒、炖、烧的烹饪方法。

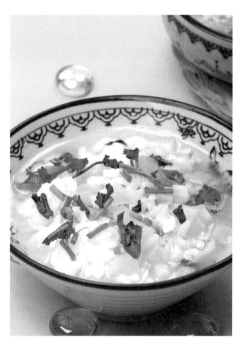
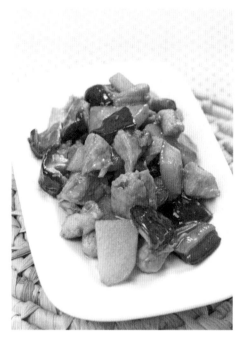

白萝卜山药粥

材料 山药50克，白萝卜、大米各100克。

调料 香菜末8克，盐2克，香油5克。

做法

1 白萝卜去缨，洗净，切小丁；山药洗净，去皮，切小丁；大米淘洗干净，浸泡30分钟。

2 锅置火上，加适量清水烧开，放入大米，用小火煮至八成熟，加入白萝卜丁和山药丁煮熟，加盐调味，撒上香菜末，淋上香油即可。

山药香菇鸡

材料 山药150克，鸡肉100克，鲜香菇4朵（约20克）。

调料 料酒、酱油、盐、白糖各适量。

做法

1 山药洗净去皮，切小块；香菇去蒂，切小块；鸡肉洗净，切成小块，放入沸水中稍煮，去血水，然后沥干水分。

2 将鸡肉块放入锅中，加入料酒、酱油、白糖和适量清水，并放入香菇块同煮，大火烧沸后改小火继续炖15分钟，然后加入山药块煮至熟，收至汤汁稍干，加盐调味即可。

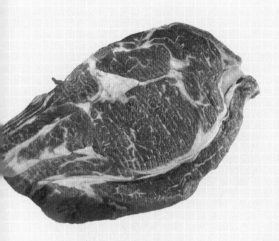

牛肉
软化心脑血管

(推荐用量)
每日推荐用量: 80 克

(降血脂关键营养成分)
亚油酸

对高脂血症和并发症的功效

1 促进血液循环，降脂降压。牛肉中的亚油酸能降低胆固醇，预防动脉粥样硬化，具有软化心脑血管、促进血液循环、降脂降压、促进新陈代谢、调节内分泌和延缓衰老等作用。

2 减少心血管病的发病率。牛肉中的 B 族维生素可减少心血管病的发病率，特别是对高脂血症合并高血压、老年性肥胖症等的防治有利。

完美搭档

牛肉 + 青椒

牛肉含维生素 B_2，青椒含类胡萝卜素和维生素 C，两者搭配同食，有维持毛发、肌肤与指甲健康的功效，并可以预防动脉硬化。

养生营养 牛肉一般可以用炒、烧、炖、蒸、烤、焖等方法烹调。对高脂血症患者来说，清炖牛肉保存营养成分比较好，且油脂较少，为最佳烹饪选择。

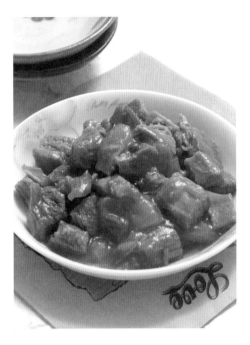
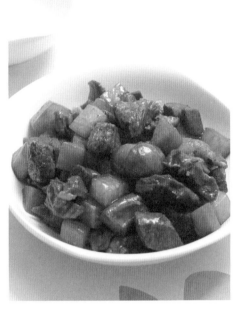

番茄炖牛楠

材料　牛肉 250 克，番茄 100 克。

调料　葱段、姜片各 10 克，桂皮、八角各 3 克，老抽、料酒各 15 克，盐 3 克，植物油适量。

做法

1　牛肉洗净切大块；番茄去蒂切块。

2　锅中烧油至七成热后爆香葱段、姜片、桂皮、八角，加入牛肉翻炒，调入老抽、料酒炒匀。

3　放入适量清水，大火烧开，撇出浮沫，转小火炖 1 小时，加入番茄块煮至熟透，加盐调味即可。

红烧萝卜牛肉

材料　白萝卜、牛肉各 250 克，胡萝卜 100 克，板栗 50 克。

调料　葱段、姜片各 10 克，酱油、料酒各 15 克，盐少许，植物油适量。

做法

1　将胡萝卜、白萝卜洗净去皮，切块；牛肉切成同样大小的块；板栗去壳。

2　锅里热油炒香葱姜，放入牛肉，用大火炒至肉色变白盛出；用剩下的油炒胡萝卜块、白萝卜块至略带烧焦状盛出。

3　锅中放牛肉、清水、酱油、料酒，用大火烧开后改小火炖煮 1 小时，加入胡萝卜块、白萝卜块及板栗，煮软后收汁，加盐调味即可。

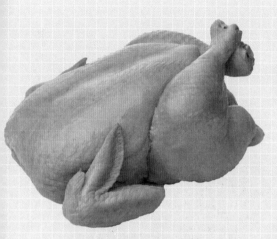

鸡肉

降低胆固醇和三酰甘油

(推荐用量)
每日推荐用量：100 克

(降血脂关键营养成分)
不饱和脂肪酸、维生素 E、烟酸

对高脂血症和并发症的功效

1 促进胆固醇排出，降低血液中胆固醇含量。鸡肉中含有不饱和脂肪酸、维生素 E 和烟酸，能够降低血液中胆固醇的浓度，降低低密度脂蛋白，并防止胆固醇在血管壁上沉积。

2 平稳血糖和血压，预防动脉硬化。鸡肉中的不饱和脂肪酸、维生素 E 和烟酸能够清除血液中的胆固醇，软化血管，预防动脉硬化等心脑血管疾病，并且有利于平稳血压和血糖。

完美搭档

鸡肉 + 香菇

鸡肉中含有丰富的蛋白质，香菇能够强身抗癌，两者同食可以补充营养，增强机体免疫力。

 养生营养　鸡汤中含有较多油脂，不利于控制体重及血脂，建议把油撇净再吃。

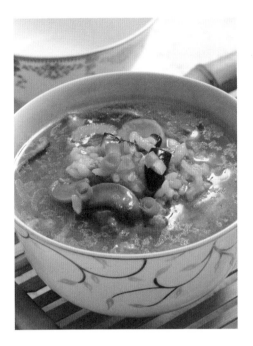

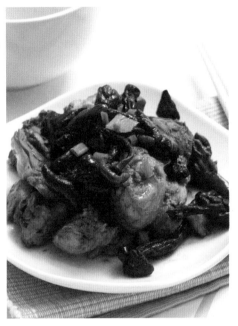

口蘑香菇鸡肉粥

材料 口蘑、鲜香菇、鸡肉馅各 30 克，大米 80 克。

调料 酱油、葱末各 5 克，料酒 15 克，盐 2 克，植物油适量。

做法

1 大米洗净，放入锅中，加清水煮沸，转小火煮成粥。

2 口蘑、鲜香菇去蒂洗净，切片；鸡肉馅加料酒、酱油搅匀，入热油锅中炒熟。

3 粥锅中加口蘑片、鲜香菇片，煮约10 分钟，下鸡肉馅搅匀，加盐调味，撒葱末即可。

小鸡炖蘑菇

材料 鸡肉 300 克，榛蘑 100 克。

调料 葱花、姜片各 10 克，八角、白糖各 3 克，酱油、料酒各 15 克，盐 2 克，植物油适量。

做法

1 鸡肉洗净切成小块；榛蘑去除杂质和根部，用温水泡 30 分钟后捞出，浸泡榛蘑的水过滤掉杂质留存。

2 炒锅烧油至六成热，放入鸡块翻炒至变色，收干水分，放入葱花、姜片、八角炒出香味，加入榛蘑炒匀，加入酱油、白糖、料酒炒匀，后加入浸泡过榛蘑的水烧开。

3 加盖转中火炖 40 分钟至鸡肉酥烂，汤汁收浓，加盐调味即可。

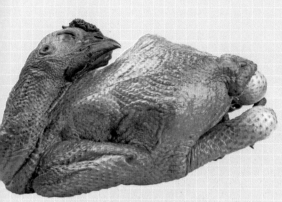

乌鸡

保持血管弹性

推荐用量
每日推荐用量: 50 ~ 80 克

降血脂关键营养成分
铜、锰

对高脂血症和并发症的功效

1 促进胆固醇在体内转化、运输及排出。乌鸡中的铜可降低血中三酰甘油及胆固醇的浓度，保持血管弹性。另外，乌鸡中含有丰富的锰，有促进胆固醇在人体内转化、运输及排出的作用。

2 能提高糖尿病患者对环境的适应能力。乌鸡含有较多的维生素 B₂、维生素 E，能提高糖尿病患者对环境的适应能力，并有助清除体内自由基，保护胰岛细胞，对高脂血症合并糖尿病患者有食疗作用。

完美搭档

乌鸡 + 山药

山药所含的黏液蛋白在体内能水解为有滋养作用的蛋白质和碳水化合物，有强身滋补作用。乌鸡蛋白质含量高，氨基酸种类齐全，富含维生素与微量元素。二者搭配有健脾益气的功效，适合常出现手脚冰凉的寒性体质者食用，对脾虚、体弱、肾亏均有食疗作用。

养生营养　与一般鸡肉相比，乌鸡肉的蛋白质、维生素 B₂、烟酸、维生素 E、磷、铁、钾、钠的含量更高。

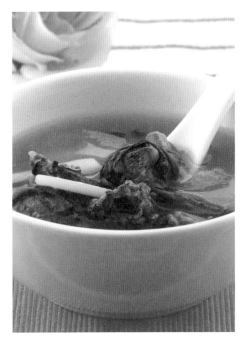

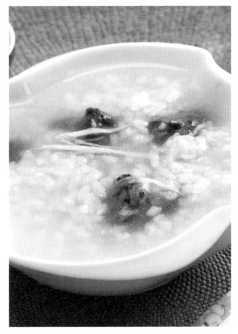

清炖乌鸡汤

材料 乌鸡 300 克。

调料 香葱 2 棵，生姜 1 小块，料酒、盐各适量。

做法

1 将乌鸡宰杀洗净，放入沸水中焯烫，除去血水。

2 把乌鸡、料酒、香葱、生姜放入砂锅内，用大火烧开后，改小火炖 2 小时，加入盐调味即可。

乌鸡糯米葱白粥

材料 乌鸡腿 150 克，圆糯米 100 克。

调料 葱白丝 10 克，盐 2 克。

做法

1 将乌鸡腿洗净，切块，放入沸水中焯烫，沥干。

2 锅置火上，放入适量清水，放入乌鸡腿用大火煮沸，转小火煮 15 分钟，放入圆糯米继续煮，煮沸后转小火，待糯米熟时放入葱丝，加入盐调味即可。

> 烹饪智慧 炖煮此汤时，宜使用砂锅小火慢炖。

> 烹饪智慧 乌鸡腿事先焯水是为了去除血沫，让汤质更清澈。

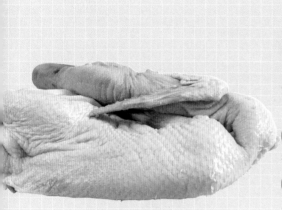

鸭肉

保护心血管

推荐用量
每日推荐用量: 100 克

降血脂关键营养成分
不饱和脂肪酸、烟酸

对高脂血症和并发症的功效

1 促进胆固醇的排出，减少胆固醇的吸收。鸭肉中的不饱和脂肪酸能够降低血液中的胆固醇含量，鸭肉中的烟酸可以减少胆固醇的吸收，保护心血管。

2 降血压，预防动脉硬化。鸭肉中含有丰富的烟酸，可促进血液循环，有效降低血压；鸭肉富含维生素和磷，有强健骨骼、预防骨质疏松的作用。

完美搭档

鸭肉 + 山药

鸭肉可以滋阴平喘，和山药同食，可以除油腻，增强滋阴润肺的功效。

养生营养

鸭肉富含的 B 族维生素对人体新陈代谢、神经、心脏、消化和视觉的维护都有良好的作用，还有利于抵抗多种炎症。

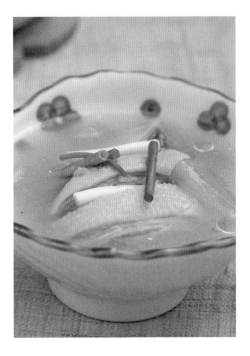
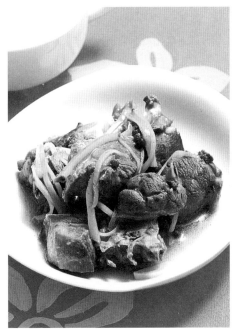

山药炖鸭肉

材料 鸭肉 400 克，山药 200 克。

调料 盐 3 克，葱段、姜片、八角、花椒、香叶、陈皮、黄酒各适量。

做法

1 将鸭肉洗净后切块，入冷水中煮开，关火捞出鸭块；山药洗净，去皮，切块。

2 锅中加水，放鸭肉、姜片、八角、花椒、香叶、陈皮，大火烧开后放黄酒，转中小火炖 50 分钟，加盐调味，放山药块再炖 15 分钟，出锅前加葱段即可。

子姜烧鸭

材料 鸭块 400 克，子姜丝 50 克。

调料 料酒 10 克，蒜片、盐各 4 克，花椒 1 克，鸡精、植物油、香油各适量。

做法

1 鸭块洗净，加入料酒和盐腌渍 10 分钟。

2 锅内倒油烧热，爆香花椒、蒜片、子姜丝。

3 倒入鸭块，加料酒、盐继续翻炒，加适量清水焖烧，待鸭肉熟软入味后，加入鸡精、香油调味即可。

> **烹饪智慧** 鸭肉最好不要烧太软，稍微有点儿嚼劲营养更好。

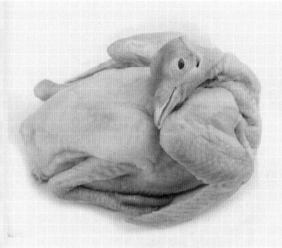

鸽肉

增加胆固醇排泄

（推荐用量）
每日推荐用量：50 ~ 80 克
（降血脂关键营养成分）
维生素 E、胆素

对高脂血症和并发症的功效

1 分解利用胆固醇，降低血液中胆固醇的含量。鸽肉中的维生素 E 可补充低密度脂蛋白氧化过程中维生素 E 的丢失，增加胆固醇排泄，降低血脂。

2 平稳血糖，降血压，预防动脉硬化。鸽肉中的胆素能够分解胆固醇，降低血脂，预防动脉硬化等心脑血管疾病，对降低血压和平稳血糖都有一定的辅助作用。

完美搭档

鸽肉 + 红枣

鸽肉能够益气补血，和红枣搭配不仅可辅助治疗贫血，还可养颜美容。

养生营养 民间称鸽子为"甜血动物"，贫血的人食用后有助于恢复健康。

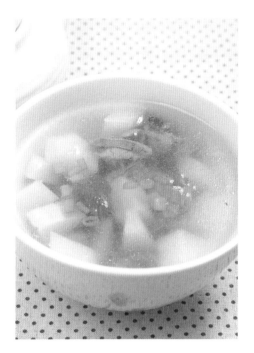

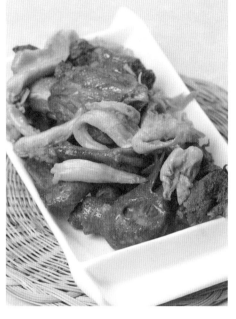

鸽肉萝卜汤

材料　净鸽 250 克，白萝卜 100 克。

调料　葱花、香菜末、盐、鸡精、植物油各适量。

做法

1　净鸽剁块，洗净，入沸水中焯透，捞出；白萝卜洗净，切块。

2　锅置火上，倒入适量植物油，待油温烧至七成热，加葱花炒香，放入鸽肉翻炒均匀。

3　加适量清水炖至鸽肉八成熟，倒入白萝卜块煮熟，用盐和鸡精调味，撒上香菜末即可。

平菇炖乳鸽

材料　平菇 250 克，乳鸽 400 克。

调料　料酒、酱油、鸡精、植物油各适量，葱花、姜末各 3 克，盐 2 克。

做法

1　平菇去蒂，洗净，切块；乳鸽洗净，切块。

2　锅置火上，加油烧热，下葱花、姜末煸出香味，加入平菇块、乳鸽块，略炒后烹入料酒。

3　加盐、酱油、适量水，煮沸后改小火炖至熟烂，用鸡精调味即可。

> **烹饪智慧**　外伤和手术病人吃鸽肉时，一定要吃炖鸽肉，并且不用加任何佐料，只加少许盐。

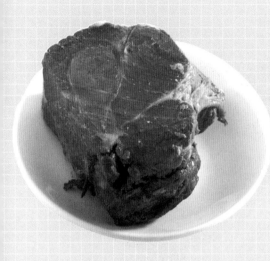

驴肉

降脂安神补气血

(推荐用量)
每日推荐用量: 80 克
(降血脂关键营养成分)
B 族维生素

对高脂血症和并发症的功效

1 促进胆固醇的排出，调节血脂水平。驴肉中的 B 族维生素能够降低血脂和血压，降低血液黏稠度，抑制动脉硬化的发生，保护心脑血管的健康。

2 降血脂，降血压，预防动脉硬化。驴肉高蛋白、低脂肪对高脂血症合并动脉硬化、冠心病、高血压有着良好的保健作用。

完美搭档

驴肉 + 红枣 | 驴肉有补气养血的功效，和红枣同食，有利于滋补气血，强身健体。

养生营养 驴肉配合驴骨头熬成驴肉汤，具有补血益气、护肤养颜、安神宁志、降脂减压的功效。

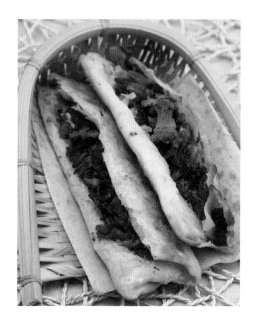

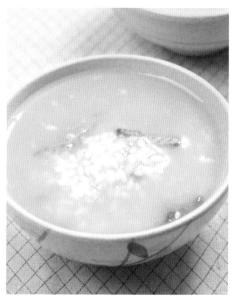

驴肉火烧

材料 熟驴肉一块（约500克），自发
粉300克，香葱4～5棵，香菜
一小把，橄榄油适量，白芝麻、
柿子椒碎少许。

做法

1 熟驴肉剁碎备用。

2 香葱、香菜分别洗净切末，加入橄
榄油拌匀腌制10分钟后与驴肉碎、
柿子椒碎一起拌成馅料。

3 自发粉加入40℃温水和成面团，放
在阳光下30分钟等待发酵。

4 面团发好后分成等大的小面团，擀
成面饼，撒上白芝麻。

5 平底锅中烧热橄榄油，把面饼煎成
两面金黄，从中间横切开，夹上馅
料即可。

阿胶驴肉粥

材料 驴肉、大米各50克，阿胶10克。

调料 淀粉、酱油、料酒、花椒粉、盐
各适量。

做法

1 大米淘洗干净，浸泡30分钟；驴肉
洗净，切细丝，拌入淀粉、酱油、
料酒、花椒粉等，备用。

2 将大米放入锅中，加适量水煮粥；
待沸后放入驴肉、阿胶，煮至粥
熟，调入盐，再煮沸即成。

烹饪
智慧　制作驴肉时，可用少量苏打水
调和，这样能去除驴肉的腥味。

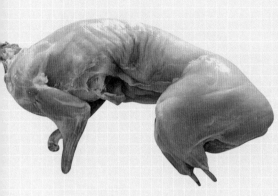

兔肉

维持血管畅通

(推荐用量)

每日推荐用量: 80 克

(降血脂关键营养成分)

不饱和脂肪酸、卵磷脂

对高脂血症和并发症的功效

1 促进胆固醇排出，调节血脂水平。兔肉中的不饱和脂肪酸能够降低血液中的胆固醇含量，减少胆固醇的吸收，保护心血管健康；兔肉中的卵磷脂能够调节血清脂质水平，降低血液中的胆固醇。

2 降血压，预防动脉硬化。兔肉中的不饱和脂肪酸和卵磷脂能够降低血液中的胆固醇和三酰甘油，可以有效降低血脂和血压，抑制动脉粥样硬化的发生，保护心脑血管的健康，也是糖尿病患者的理想食品。

完美搭档

兔肉 + 枸杞

兔肉营养丰富，枸杞子可滋补内脏，两者搭配食用能够增强滋补效果，对糖尿病和肾病都有一定辅助治疗作用。

养生营养

兔肉可以煮熟后和茼蒿、黄瓜等蔬菜凉拌。口味鲜香、爽口，有补血润燥、补中益气、清热利湿的作用，非常适合高脂血症患者食用。同时兔肉还是色香味俱佳的减肥食品。

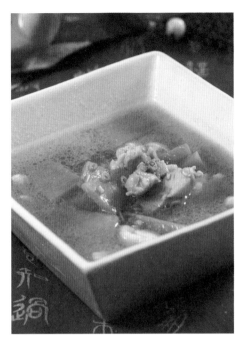

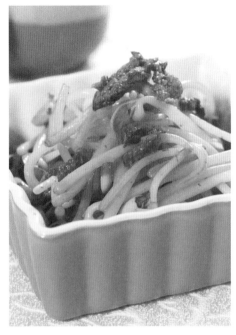

兔肉炖南瓜

材料 兔肉 50 克，南瓜 250 克。

调料 葱花、盐、植物油各适量。

做法

1 兔肉洗净，切小方块；南瓜洗净，去皮去瓤，切块。

2 炒锅内倒入植物油烧至七成热，下葱花炒出香味，放入兔肉翻炒变白，加南瓜块和适量水炖熟，用盐调味即可。

烹饪智慧 兔肉切块后，用凉水反复泡洗，可去除血腥，否则易有土腥味。

绿豆芽炒兔肉丝

材料 兔肉 50 克，绿豆芽 250 克。

调料 蒜末、盐、植物油各适量。

做法

1 兔肉洗净，煮熟，撕成细丝；绿豆芽洗净。

2 锅内倒入油，放入蒜末爆香，然后放入绿豆芽翻炒至熟，加兔肉丝炒匀，然后加盐调味即可。

烹饪智慧 做兔肉时放入大蒜可延长维生素 B_1 在人体内的停留时间，提高其吸收利用率。

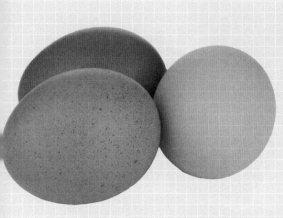

鸡蛋
改善血清脂质

推荐用量
每日推荐用量：1个

降血脂关键营养成分
卵磷脂

对高脂血症和并发症的功效

1 减少"坏胆固醇"。鸡蛋中虽然胆固醇含量较高，但同时也含有丰富的卵磷脂，可使"坏胆固醇"和脂肪的颗粒变小，并使之保持悬浮状态，从而阻止胆固醇和脂肪在血管壁的沉积。

2 对高脂血症合并肝病有益，促进肝细胞再生。蛋黄中的卵磷脂可促进肝细胞的再生，对高脂血症合并肝病有辅助治疗作用。

完美搭档

| 鸡蛋 + 枸杞子 | 两者同食可预防和辅助治疗中老年人的老花眼，对肝肾不足引起的多泪也有益。 |
| 鸡蛋 + 苦瓜 | 两者同食可保护骨骼和牙齿。 |

养生营养 吃鸡蛋应以煮、蒸为佳，因为煎、炒、炸虽然好吃，但不好消化，并且对高脂血症患者来说油脂过大，不利于控制病情。

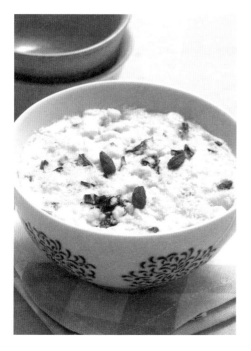

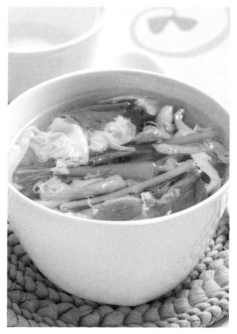

木耳蒸蛋

材料 水发木耳30克，鸡蛋1个（约60克），枸杞子5克。

调料 盐2克。

做法

1 水发木耳洗净，切碎；鸡蛋打散，兑入适量白开水搅拌均匀，将切碎的木耳、盐放入蛋液中。

2 锅内加水烧开，将备好的蛋液隔水蒸10分钟，关火即可。

3 将洗净的枸杞子放在蒸蛋上做装饰。

> **烹饪智慧** 蒸的时候，锅盖不要太密，可用筷子隔开一条缝，这样蒸出的蛋更鲜、更嫩滑。

平菇鸡蛋汤

材料 平菇80克，鸡蛋1个（约60克），小青菜30克。

调料 盐1克，植物油适量。

做法

1 平菇洗净，顺纹理撕成片，在沸水中焯一下捞出；鸡蛋磕入碗中，加盐搅匀；小青菜洗净。

2 炒锅置大火上，倒油烧热，下青菜煸炒几下，放入平菇片，倒入适量水烧开。

3 倒入鸡蛋液，再烧开即可。

> **烹饪智慧** 可以不用油爆锅，锅内直接放清水和平菇，水开后再放入青菜，以减少油脂的摄入。

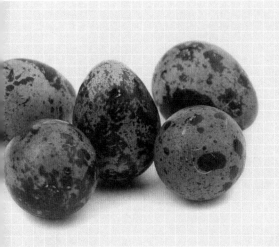

鹌鹑蛋

防止脂质在血管壁沉积

推荐用量
每日推荐用量：3~5个

降血脂关键营养成分
维生素 B_2

对高脂血症和并发症的功效

1 防止脂质的沉积。鹌鹑蛋中的维生素 B_2 可促进脂肪的代谢，保护血管，防止脂质沉积。

2 肥胖症及脂肪肝患者的食疗佳品。鹌鹑蛋中的维生素 B_2 还可加速肝脏及血液中脂肪的排出，可以预防高脂血症并发肥胖症、脂肪肝。

完美搭档

鹌鹑蛋 + 银耳　　　　两者同食有利于强精补肾、益气养血、健脑强身。

养生营养　鹌鹑蛋对贫血、营养不良、神经衰弱、血管硬化、心脏病等人群，均有补益作用；常吃还能预防老年常见疾病。

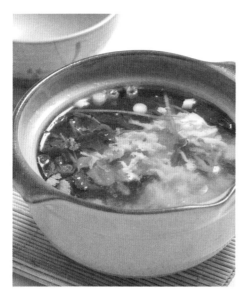
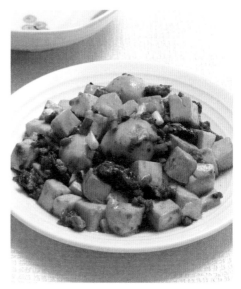

鹌鹑蛋菠菜汤

材料 鹌鹑蛋5个（每个约25克），菠菜100克，桂圆肉50克，枸杞子10克。

调料 姜片、葱花、香菜、淀粉各5克；盐2克。

做法

1 鹌鹑蛋打入碗中加淀粉拌匀；菠菜洗净，焯水后切段；香菜洗净，切段。

2 将桂圆肉、枸杞子、姜片洗净，放入装适量水的砂锅中，大火烧开转小火煮20分钟。

3 放入菠菜煮1分钟，倒入鹌鹑蛋液，烧开，加入葱花、香菜、盐即可。

鹌鹑蛋烧豆腐

材料 豆腐350克，鹌鹑蛋5个，猪瘦肉80克。

调料 郫县豆瓣酱10克，姜末、蒜末、葱花各10克，料酒15克，淀粉、生抽各3克，植物油适量。

做法

1 鹌鹑蛋煮熟后剥壳；猪瘦肉剁成末加淀粉抓匀；豆腐洗净切块；郫县豆瓣酱剁碎。

2 锅内加入适量水烧开，加少许盐，放入豆腐煮2分钟后捞出沥干。

3 热锅放油，把猪肉末炒至变色，下入郫县豆瓣酱与姜末、蒜末，炒出红油后淋料酒炒匀，加入适量水，下入豆腐块与鹌鹑蛋，盖盖烧3分钟，加生抽、葱花炒匀即可。

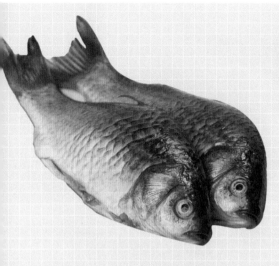

鲫鱼

降脂又美容

(推荐用量)
每日推荐用量: 40 克

(降血脂关键营养成分)
锌

对高脂血症和并发症的功效

1 清除血管壁上的胆固醇。鲫鱼含有丰富的微量元素锌，不仅可以减少三酰甘油的含量，还能清除血管壁上的胆固醇，维持血管的弹性，有效预防高脂血症、动脉硬化及心脑血管疾病。

2 多种慢性病的食疗佳品。鲫鱼是肝肾疾病、心脑血管疾病患者的良好蛋白质来源，常食可增强抗病能力，高脂血症合并肝炎、肾炎、高血压、心脏病、慢性支气管炎等疾病患者可经常食用。

完美搭档

鲫鱼 + 山药

补虚益气的山药与鲫鱼搭配食用，有利水消肿、益肾的功效，适合肾虚体弱、遗尿、遗精、水肿等症。

养生营养

鲫鱼最好清蒸或炖汤，不宜油炸。鲫鱼汤不但味香汤鲜，而且有较强的滋补作用。

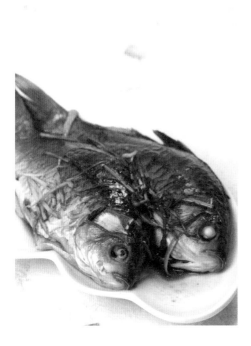

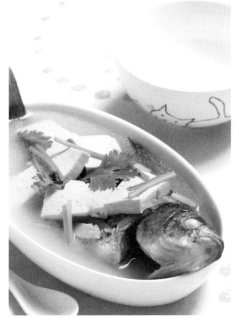

清蒸鲫鱼

材料　鲫鱼 250 克。

调料　葱丝、姜丝、姜片、生抽各 10 克，
　　　　盐 2 克，植物油适量。

做法

1　鲫鱼收拾干净，在鱼身内外涂抹上
　　盐，腌渍 10 ～ 15 分钟。

2　取盘，平铺上葱丝和姜片，放上鲫
　　鱼，送入烧开的蒸锅中火蒸 8 分钟，
　　关火，闷 2 ～ 3 分钟，取出，拣出
　　葱丝和姜片，倒出盘中的汤汁。

3　起油锅，热油后加入生抽、蒸鱼的
　　汤汁、姜丝、葱丝，煮开后淋在鱼
　　上即可。

鲫鱼豆腐汤

材料　鲫鱼 500 克，豆腐 150 克。

调料　盐 2 克，料酒 15 克，姜片、葱末、
　　　　香菜段各 10 克，植物油适量。

做法

1　鲫鱼去鳞、鳃、内脏，洗净备用；
　　豆腐洗净，切成长条备用。

2　锅中放油烧热，放入鲫鱼煎至两面
　　微黄，放入料酒、姜片、葱末、豆
　　腐条、清水，大火烧开，撇去浮
　　沫，再用小火煮 20 分钟左右。

3　加入盐，撒上香菜段，盛入汤盆中即可。

> **烹饪智慧**　为了减少油脂摄入，不煎也可以，只是最后做出来的汤有点发黑。

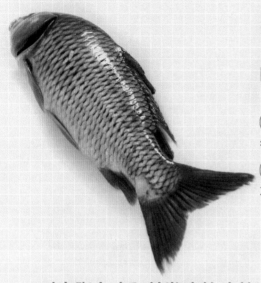

鲤鱼
降低代谢不良引起的脂肪堆积

(推荐用量)
每日推荐用量: 80 克
(降血脂关键营养成分)
不饱和脂肪酸、镁

对高脂血症和并发症的功效

1 降低代谢不良引起的脂肪堆积。鲤鱼的脂肪大部分是由不饱和脂肪酸组成，有一定的降低胆固醇的作用；鲤鱼含有的镁元素，可降低代谢不良引起的脂肪堆积。

2 促进钠从尿液中排泄。鲤鱼含有丰富的钾离子，能够促进钠从尿液中排泄，同时钾还可以对抗钠升高血压的不利影响，对血管的损伤有保护作用，有利于降低血压，预防心脑血管疾病。

完美搭档

| 鲤鱼 + 花生 | 鲤鱼中的不饱和脂肪酸易被氧化，花生中的维生素E有抗氧化的作用，二者搭配食用，有利于营养素更好地吸收利用。 |

养生营养 鲤鱼最好采用蒸或炖的方法烹饪，能更好地保留营养素，且口味好。

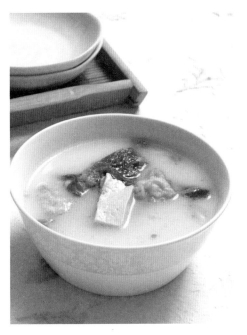

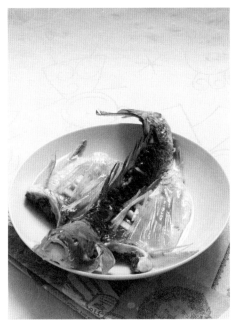

豆腐奶鱼汤

材料 鲤鱼500克，豆腐250克，番茄100克，牛奶100克。

调料 葱段、姜片、蒜片、香菜末各10克，淀粉5克，料酒15克，盐2克，植物油适量。

做法

1 鲤鱼洗净切块，用盐、料酒腌制半小时；豆腐、番茄洗净切块。

2 锅里热油至八成热，把鱼块煎至两面金黄，捞出。

3 锅里放入少量油，炒香葱段、姜片、蒜片，放入煎好的鱼块，立即倒入开水。

4 加入豆腐块和番茄块，中火煮15分钟，加入盐，倒入牛奶煮沸，撒上香菜末即可出锅。

清蒸鲤鱼

材料 鲤鱼500克，莴笋50克。

调料 姜、葱段各10克，料酒15克，生抽、盐各2克，香油少许。

做法

1 鲤鱼洗净切成两半装盘；莴笋洗净切丝，姜一半切片，一半剁成末。

2 姜片、葱段、料酒、盐涂抹鱼身腌制15分钟以上；在鱼盘中加水，放入蒸锅中沸水蒸15分钟。

3 将鱼盘中的汤倒入炒锅中烧沸，放入生抽、莴笋丝煮2分钟，起锅淋在鱼上，撒上姜末、滴上香油即可。

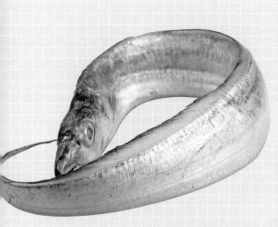

带鱼
有益于破损血管修复

（推荐用量）
每日推荐用量：80 克
（降血脂关键营养成分）
烟酸、维生素 B_2

对高脂血症和并发症的功效

1 降低血液中的胆固醇含量。带鱼中的不饱和脂肪酸能够降低血液中的胆固醇含量，减少胆固醇的吸收，从而降低血脂。

2 预防高血压和心肌梗死，保护心血管健康。带鱼中的不饱和脂肪酸有利于降低血液中的胆固醇含量，减少胆固醇的吸收，保护心血管健康；带鱼中的镁有助于防治高血压、心肌梗死等疾病。

完美搭档

带鱼 + 醋	醋能够有效去除带鱼的腥味，且能帮助带鱼中的钙质消化吸收。

养生营养 对高脂血症患者来说，带鱼最好的烹饪方法是和蒜蓉一起清蒸或用醋烧制，两种方法都具有明显的降血脂及预防冠心病和动脉硬化的作用，并可防止血栓的形成。

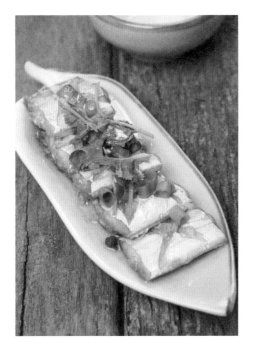
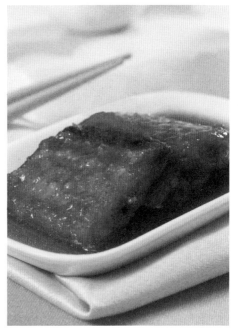

清蒸带鱼

材料 带鱼 500 克。

调料 八角、盐、料酒、酱油、香油、
香菜段、葱末、姜末、蒜末、花
椒各适量。

做法

1 带鱼洗净，切块，然后在两面切十字
花刀。

2 将带鱼块装盘中，加八角、盐、料
酒、酱油、香菜段、葱末、姜末、
蒜末、花椒腌渍入味。

3 上笼蒸 15 分钟，出笼，淋上烧热的
香油即可。

糖醋带鱼

材料 带鱼 500 克。

调料 葱丝、姜片、蒜片各 10 克，酱油、
醋、料酒、白糖各 5 克，盐、植
物油、花椒油各少许。

做法

1 将带鱼去头、尾、内脏，洗净，剁
成 5 厘米左右的长段，用盐略腌。

2 锅中放油烧热，下带鱼段煎至两面
呈金黄色时出锅。

3 锅中留底油，下葱丝、姜片、蒜片
煸炒，放入煎好的带鱼，烹入料
酒、醋、酱油，加少许汤，放白
糖，入味后淋花椒油即成。

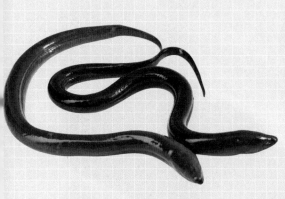

鳝鱼
血管清洁工

(推荐用量)
每日推荐用量: 50 克
(降血脂关键营养成分)
维生素 B_2、锰

对高脂血症和并发症的功效

1 防止脂质沉积。鳝鱼含有丰富的维生素 B_2，可保护血管健康，防止脂质沉积，促进肝脏及血液中的胆固醇排出，有效预防肥胖及脂肪肝。此外，鳝鱼含的锰，可抑制血液中自由基的产生，有利于三酰甘油和胆固醇在体内的转化及输送。

2 降低和调节血糖。鳝鱼所含的"鳝鱼素"，能降低和调节血糖，对高脂血症合并糖尿病有较好的辅助治疗作用，加之鳝鱼所含脂肪极少，常食有利于糖尿病患者控制病情。

完美搭档

鳝鱼 + 莲藕 　　鳝鱼和莲藕的黏液都能促进蛋白质的吸收。

养生营养　鳝鱼中含有丰富的 DHA 和卵磷脂，两者都是脑细胞不可缺少的营养成分，故食用鳝鱼肉可补脑健身。

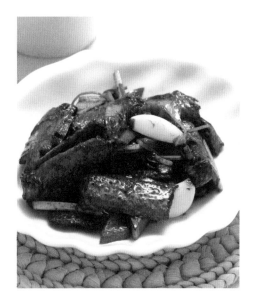

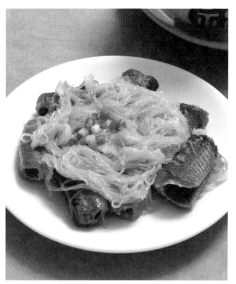

大蒜烧鳝鱼

材料 鳝鱼 300 克，大蒜 100 克，黄瓜、
红柿子椒、香菜各 50 克。

调料 郫县豆瓣、料酒、酱油各 5 克，
白糖、胡椒粉、盐各 2 克，植物
油适量。

做法

1 黄瓜切菱形块；红柿子椒去子去蒂，
切菱形片；香菜洗净切段；郫县豆
瓣剁碎；鳝鱼去头、尾、内脏，用
盐水洗去黏液，切成约 3 厘米的段，
用盐和胡椒粉、料酒腌制 15 分钟。

2 锅中加油烧热，放入鳝段炒变色捞
出。另起锅热油炒香郫县豆瓣碎，
放入大蒜，加适量水煮开，依次放
入鳝鱼段、黄瓜块烧开，待黄瓜块
变色加入红柿子椒块，汤汁收浓后
加香菜段炒匀，再加白糖即可。

鳝鱼粉丝

材料 鳝鱼 250 克，粉丝 100 克。

调料 盐 2 克，醋、姜末、蒜末、葱末、
花椒油各 5 克，植物油适量。

做法

1 鳝鱼处理干净后切段，粉丝用水
泡发。

2 锅中烧油至四成热，放姜末、蒜末
略炒，下鳝鱼段炒约 1 分钟，加入
刚淹没鳝鱼段的水烧沸，放入粉
丝、盐，煮 1 分钟，淋入醋、花椒
油，拌匀后装盘，撒上葱末即可。

烹饪
智慧

选用的鳝鱼不能过大，一般不
超过成人手指粗细为宜，过大
的鳝鱼口感发柴，且腥味大。

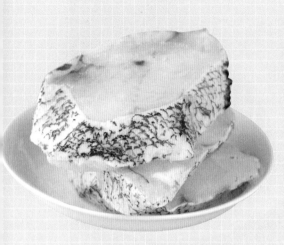

鳕鱼
保护心血管系统

(推荐用量)
每日推荐用量：80 克
(降血脂关键营养成分)
镁

对高脂血症和并发症的功效

1 减少血中胆固醇。鳕鱼中的镁对心血管系统有很好的保护作用，可减少血中胆固醇，预防动脉硬化，同时还有利于扩张冠状动脉，增加心肌供血量。

2 降低心脏病突发的死亡率。鳕鱼中的镁还能在供血骤然受阻时保护心脏免受伤害，从而降低心脏病突发的死亡率。镁对治疗高脂血症合并心脏病有一定食疗作用。

完美搭档

| 鳕鱼 + 豆腐 | 不仅能够营养互补，还能促进钙吸收。 |

| 鳕鱼 + 蘑菇 | 有利于活血化瘀、健脾、护肝、润肠通便。 |

养生营养 鳕鱼肝脏含油量高，除了富含普通鱼油所有的 DHA、EPA 外，还含有人体所必需的维生素 A、维生素 D、维生素 E 和其他多种维生素。

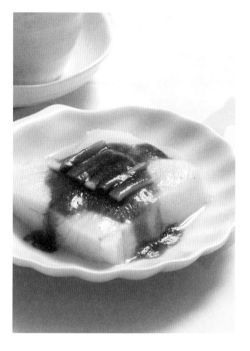
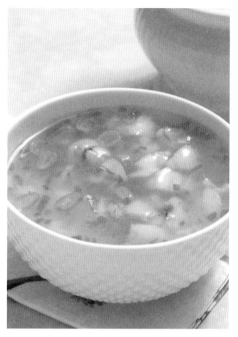

清蒸鳕鱼

材料 鳕鱼 250 克。

调料 盐 2 克，葱段、姜片、生抽、蚝油各 10 克，白糖、香油各 2 克，橄榄油、水淀粉各适量。

做法

1 将鳕鱼洗净，沥水；姜片放在鳕鱼上面，装盘。

2 锅内加水，放入鳕鱼，水开后入蒸笼大火蒸 6 分钟，关火焖 2 分钟取出，撒上葱段。

3 另起锅倒入橄榄油，依次放入少许水、盐、生抽、白糖、蚝油，调中小火烧开，用水淀粉勾芡，加入香油，浇到蒸好的鳕鱼块上即可。

鳕鱼蛋羹

材料 鳕鱼肉 50 克，胡萝卜、扁豆各 20 克，鸡蛋 1 个（约 60 克）。

调料 水淀粉适量，盐 2 克。

做法

1 鳕鱼肉洗净，切成小块；扁豆择洗干净，切小圆片；胡萝卜洗净，去皮切成碎末。

2 鸡蛋打散，边加水边轻轻拌匀，放少许盐调味，将蛋液放入蒸锅中大火蒸 10 分钟。

3 另起锅，放热水、扁豆片、鳕鱼块、胡萝卜末煮熟，加盐调味，淋入水淀粉勾芡，浇在蛋羹上即可。

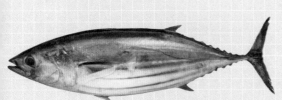

金枪鱼
增加"好胆固醇"

(推荐用量)
每日推荐用量：80克

(降血脂关键营养成分)
EPA、蛋白质、牛磺酸

对高脂血症和并发症的功效

1 平衡血液中胆固醇水平。金枪鱼中的EPA、蛋白质、牛磺酸均有降低胆固醇的功效，有利于减少血液中的"坏胆固醇"，增加"好胆固醇"，从而预防因胆固醇含量高所引起的疾病。

2 降血压。金枪鱼所含的镁，能使心脏正常工作，具有扩张血管的作用，使血压平稳下降。此外，金枪鱼中含的 ω-3 脂肪酸，可以提升体内氧化亚氮的水平，能更好地舒张血管平滑肌，从而降低血压。

完美搭档

金枪鱼 + 绿叶蔬菜　食用金枪鱼时搭配一些绿叶蔬菜，可使营养互补，促进吸收。

 养生营养 清蒸金枪鱼也是能最大保留营养的做法，有利于降低血脂、疏通血管、有效防止动脉硬化。

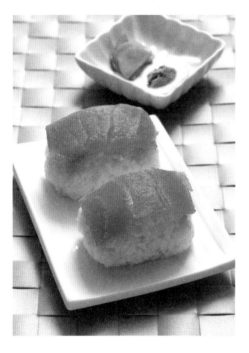

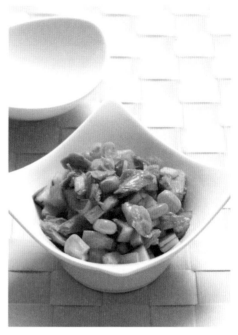

金枪鱼寿司

材料 米饭250克,新鲜金枪鱼肉30克。

调料 寿司姜10克,绿芥末少许。

做法

1. 新鲜的金枪鱼肉洗净后切成2.5厘米宽、5~6厘米长的片;蘸凉白开,取适量米饭捏成椭圆形饭团。

2. 把饭团放入手中,在金枪鱼片的一面挤上适量绿芥末放在饭团上轻压。

3. 同寿司姜、绿芥末一起上桌即可。

> **烹饪智慧** 生吃的金枪鱼要新鲜,颜色鲜红。最好不要选择颜色发暗或发黑的金枪鱼。

金枪鱼沙拉

材料 甜玉米粒250克,原味油浸金枪鱼150克,洋葱、胡萝卜各40克,黄瓜60克。

调料 盐2克,柠檬汁5克,植物油适量。

做法

1. 甜玉米粒煮熟,沥干水分;金枪鱼去掉多余的油;洋葱、胡萝卜、黄瓜均洗净,切成小丁。

2. 热锅中加油,放入胡萝卜丁煸炒。

3. 将煸炒好的胡萝卜丁和金枪鱼、洋葱丁、黄瓜丁放入盛放甜玉米的大碗中,加入柠檬汁、盐拌匀即可。

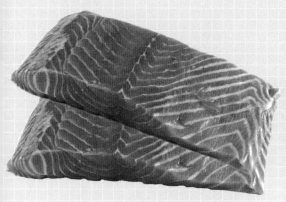

三文鱼

降低三酰甘油，升高高密度脂蛋白胆固醇

(推荐用量)
每日推荐用量：80 克

(降血脂关键营养成分)
ω-3 多不饱和脂肪酸、硒

对高脂血症和并发症的功效

1 调节血脂水平，降低胆固醇含量。三文鱼中的 ω-3 多不饱和脂肪酸可以降低血液中的三酰甘油水平，升高高密度脂蛋白胆固醇，增强血管弹性。

2 防止视力减退，有抗氧化的作用。三文鱼所含的 ω-3 多不饱和脂肪酸是脑部、视网膜及神经系统必不可少的物质，有增强脑功能、预防阿尔茨海默病（老年痴呆症）和预防视力减退的功效；三文鱼中含有较多的硒，有助于消除人体产生的自由基，起到解毒和抗氧化的作用。

完美搭档

三文鱼 + 柠檬　　柠檬具有去腥杀菌的作用，和三文鱼同食，会使三文鱼味道更鲜美，且能补充维生素 C。

养生营养　三文鱼烧至七八成熟即可，这样味道既鲜美，又可去除腥味。如果加热时间过长，肉质会变干硬。

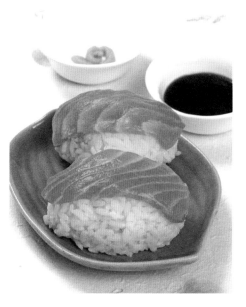

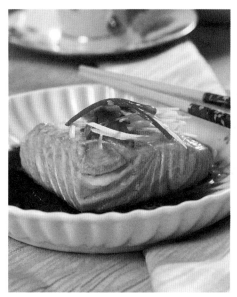

三文鱼寿司

材料 寿司饭250克，新鲜三文鱼肉100克。

调料 绿芥末、寿司姜、日本酱油各10克。

做法

1 新鲜三文鱼肉去净刺，切成大小适中的薄片，然后蘸凉开水。

2 取适量寿司饭捏成椭圆形饭团，鱼片一面抹上一层薄薄的芥末，将鱼片抹有芥末的一面盖在饭团上，轻压，摆在平盘上。

3 搭配绿芥末、日本酱油、寿司姜食用即可。

清蒸三文鱼

材料 三文鱼肉350克，柠檬汁20克，柠檬皮碎少许。

调料 蒜末5克，盐2克，胡椒粉1克，香叶1片，干白葡萄酒150克，迷迭香2克，橄榄油10克。

做法

1 三文鱼肉洗净，沥干水分，切成两大块，加盐和胡椒粉拌匀，腌渍入味。

2 取小碗，加盐、胡椒粉、柠檬皮碎、柠檬汁、橄榄油搅拌均匀，制成味汁，放入腌渍好的三文鱼，放蒜末、香叶，淋上干白葡萄酒，撒上迷迭香。

3 蒸锅置火上，倒适量清水，放蒸帘，放三文鱼，待水烧开，小火蒸8分钟即可。

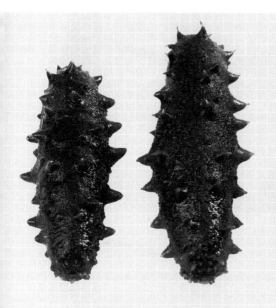

海参
降低低密度脂蛋白胆固醇

(推荐用量)
每日推荐用量: 100 克

(降血脂关键营养成分)
海参黏多糖、蛋白质、矿物质

对高脂血症和并发症的功效

1 降低血清胆固醇和三酰甘油水平。海参中的海参黏多糖有利于降低血液黏稠度，同时可以降低血液中的胆固醇和三酰甘油水平，升高高密度脂蛋白胆固醇，降低低密度脂蛋白胆固醇。

2 预防高脂血症并发糖尿病。海参富含蛋白质和多种矿物质，有平抑高浓度血糖的作用，可以预防高脂血症并发糖尿病的发生。

完美搭档

海参 + 胡萝卜

海参中的海参黏多糖有利于降低血液中的胆固醇和三酰甘油水平，胡萝卜中槲皮素、山柰酚等有利于增加冠状动脉血流量，从而降低血脂，常吃能降低血液中的胆固醇。

 养生营养 海参中微量元素铁的含量丰富，铁可参与血液中铁的输送，增强造血功能，预防贫血。

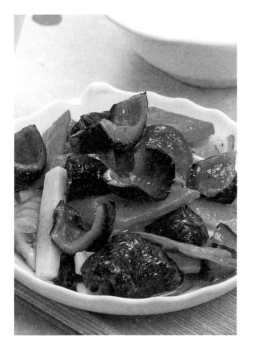

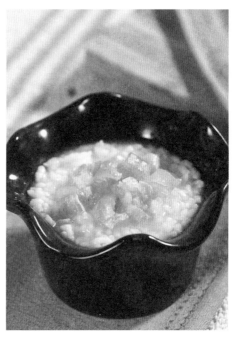

五色烩海参

材料 水发海参片 300 克，香菇、玉米笋、荷兰豆、胡萝卜片各 30 克。

调料 葱花、姜片、料酒各 5 克，胡椒粉、盐各 2 克，植物油、香油各适量，水淀粉 20 克。

做法

1 香菇洗净去蒂，对切；荷兰豆去老筋，洗净对半切开。

2 锅置火上，加水烧开，放海参、葱花、姜片、料酒、水煮 3 分钟，捞出。

3 锅内放油烧热，放胡萝卜片、香菇、玉米笋、荷兰豆、海参及盐、香油、胡椒粉翻匀，用水淀粉勾芡即可。

海参大米粥

材料 大米 100 克，发好的海参 2 根。

做法

1 大米淘洗干净；发好的海参洗净，切小块。

2 大米与海参一起放入锅内，加入适量水，煮至成粥即可。

> 烹饪智慧
>
> 泡发海参时不能沾油和盐。海参遇油易腐烂溶化，遇盐则不易发透。

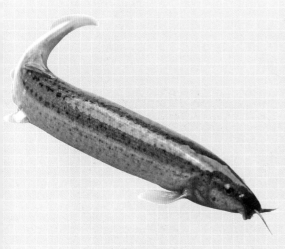

泥鳅

增加血管的弹性

(推荐用量)

每日推荐用量: 80 克

(降血脂关键营养成分)

不饱和脂肪酸

对高脂血症和并发症的功效

1 降低血脂浓度。泥鳅中含的不饱和脂肪酸，有利于人体抗血管衰老，增加血管的弹性，降低血脂浓度，有利于高脂血症患者及心血管患者。

2 保护胰岛 B 细胞。泥鳅的不饱和脂肪酸，有较强的抗氧化作用，能够保护胰岛 B 细胞免受自由基的损害。对高脂血症合并糖尿病患者有一定食疗效果。

完美搭档

泥鳅 + 豆腐

泥鳅富含蛋氨酸，能弥补豆腐蛋氨酸不足的缺陷。两者搭配，能使彼此的营养互补，使食疗功效加倍。

养生营养 现代研究发现，泥鳅所含脂肪中有类似二十碳五烯酸的不饱和脂肪酸，其抗氧化能力强，有助于人体抗衰老。

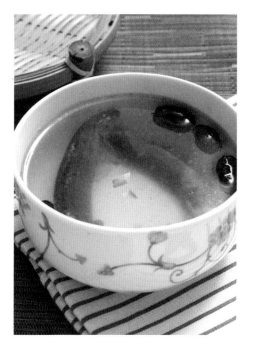

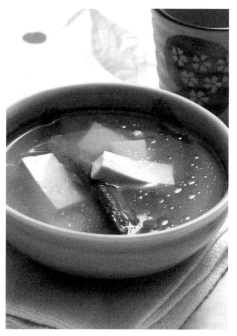

红枣泥鳅汤

材料 红枣（去核）15克，泥鳅300克。

调料 姜片5克，盐2克。

做法

1 泥鳅开膛洗净。

2 将泥鳅加水与红枣、姜片一起煮熟。

3 取出姜片，加入盐调味即可。

> **烹饪智慧** 泥鳅土腥味很重，吃的时候先把泥鳅放到清水里一段时间，然后再用盐水清洗或直接用盐轻搓泥鳅的表面可去腥味。

泥鳅炖豆腐

材料 泥鳅300克，豆腐150克。

调料 姜、蒜、葱花、白腐乳各5克，盐2克，植物油少量。

做法

1 泥鳅洗净；豆腐用开水浸泡10分钟；白腐乳加适量水捣成腐乳汁；姜、蒜拍碎。

2 锅内加入少量植物油，放入姜、蒜煸香，盛出姜蒜油装碗备用。

3 另起锅加入凉水、豆腐和泥鳅大火煮开，撇干净浮沫，淋入姜蒜油、白腐乳汁，大火烧开转中小火慢炖20分钟，加入盐、葱花即可。

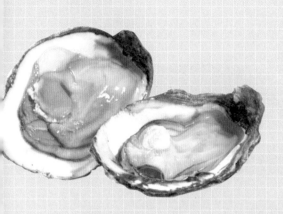

牡蛎

对心肌细胞有保护作用

(推荐用量)
每日推荐用量：2~3个
(降血脂关键营养成分)
牛磺酸、锌

对高脂血症和并发症的功效

1 降低胆固醇含量，降低血脂水平。牡蛎中含有的牛磺酸，可抑制血小板凝集，降低血脂，保持人体正常血压水平和预防动脉硬化；对心肌细胞有保护作用，可抗心律失常；对降低血液中胆固醇含量有特殊疗效。

2 预防高脂血症周围神经病变，预防脑卒中。牡蛎含有丰富的B族维生素，有利于维护神经系统的健康，可预防和辅助治疗高脂血症周围神经病变。其中维生素 B_{12} 还可抑制血液中同型半胱氨酸的升高，有预防脑卒中发生的作用。

完美搭档

牡蛎 + 白萝卜

牡蛎有利于抑制血小板凝聚，降低血脂，而白萝卜含有膳食纤维，可减少脂肪堆积，两者搭配食用降脂去火。

养生营养 牡蛎，又称"海里的牛奶"，有助于促进皮肤新陈代谢，分解黑色素，是难得的美容圣品。

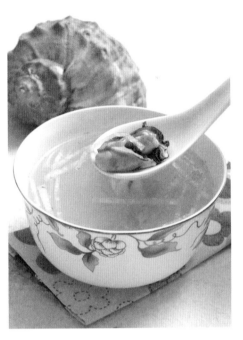

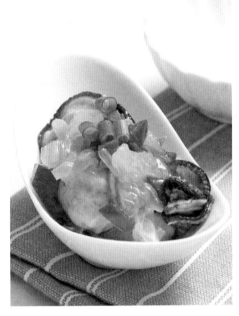

牡蛎萝卜丝汤

材料 白萝卜 200 克，牡蛎肉 50 克。

调料 葱丝、姜丝各 10 克，盐 5 克，
香油少许。

做法

1 白萝卜去根须，洗净，切丝；牡蛎
肉洗净泥沙。

2 锅置火上，加适量清水烧沸，倒入
白萝卜丝煮至九成熟，放入牡蛎肉、
葱丝、姜丝煮至白萝卜丝熟透，用
盐调味，淋上香油即可。

柚子拌牡蛎

材料 牡蛎 250 克，柚子 100 克。

调料 葱末、红辣椒各 10 克，胡椒粉
3 克，蒸鱼豉油 5 克。

做法

1 红辣椒洗净、切末；柚子去皮、取肉，
切碎。

2 将葱末、红辣椒末、柚子碎放入碗里，
加入胡椒粉、蒸鱼豉油拌匀。

3 锅里水烧开，放入牡蛎用大火煮熟
（2~3 分钟），捞起放入装调料的
碗中，拌匀即可。

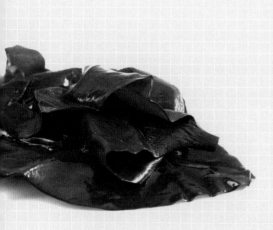

海带

控制胆固醇吸收

(推荐用量)
每日推荐用量：150 ~ 200 克（水发）

(降血脂关键营养成分)
不饱和脂肪酸、褐藻酸、昆布素等多糖

对高脂血症和并发症的功效

1 促进胆固醇的排泄。海带含有大量的不饱和脂肪酸，有利于清除附着在血管壁上的过多胆固醇；海带中含有的昆布素等多糖类有利于降低血清胆固醇和三酰甘油的含量；海带中的褐藻酸有利于促进胆固醇的排泄，控制胆固醇的吸收。

2 预防心脑血管疾病。海带含有硫酸多糖，能吸收血管中的胆固醇，并排出体外，可预防高脂血症并发心脑血管疾病。

完美搭档

海带 + 豆腐

豆腐中的皂苷可促进碘的排泄，容易引起碘缺乏，而海带含碘丰富，两者搭配食用可以预防碘缺乏。

 养生营养 吃海带后不要马上喝茶，也不要立刻吃酸涩的水果，这两种食物对海带中铁的吸收有一定阻碍效果。

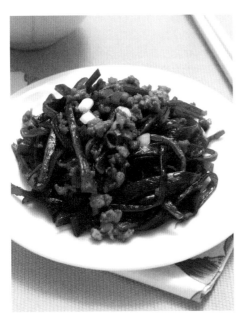

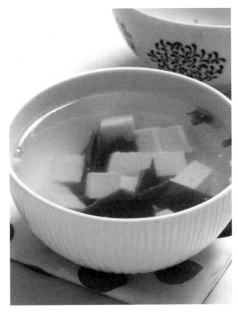

肉末烧海带

材料 水发海带 250 克，猪里脊肉 50 克。

调料 葱花 5 克，盐 2 克，酱油 15 克，植物油适量。

做法

1 水发海带洗净，切丝；猪里脊肉洗净，切成肉末。

2 炒锅置火上，倒入适量植物油，待油温烧至七成热，放入葱花炒香，加肉末炒熟。

3 倒入海带丝翻炒均匀，加酱油和少许清水烧至海带软烂，用盐调味即可。

海带豆腐汤

材料 北豆腐 200 克，海带 50 克。

调料 盐 2 克，葱花、姜末各 5 克，植物油适量。

做法

1 海带用温水泡发，洗净，切菱形片。

2 北豆腐洗净，切大块，放入锅内加水煮沸，捞出后改刀切小块备用。

3 锅置火上，倒入适量油烧热，放入姜末、葱花煸香，放入北豆腐块、海带片，加入适量清水，大火烧沸，改用小火炖 10 分钟，加盐调味即可。

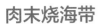

烹饪智慧 烹制这道菜时，稍加一些醋，既降脂，又能缩短烹饪时间。

烹饪智慧 在煮海带的时候加几滴醋，可很快将海带煮得柔软可口，还能去除海带特有的腥味。

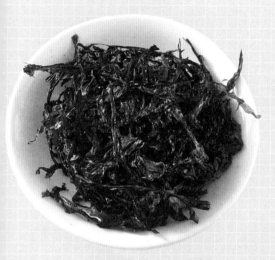

紫菜

降低胆固醇

(推荐用量)
每日推荐用量：5 ~ 15 克（水发）
(降血脂关键营养成分)
牛磺酸、镁

对高脂血症和并发症的功效

1 降低胆固醇。紫菜中的牛磺酸有利于促进胆固醇分解，降低血清中的有害胆固醇。紫菜中镁的含量很高，有利于降低血清中胆固醇总量。

2 降低空腹血糖。紫菜含有丰富的紫菜多糖，有利于平稳空腹血糖，对高脂血症合并糖尿病患者有辅助治疗作用。

完美搭档

紫菜 + 鸡蛋　　　　紫菜中的钙能促进人体对鸡蛋中维生素 B_{12} 的吸收。

养生营养　紫菜含有一定量的甘露醇，是一种天然的利尿剂，可作为治疗水肿的辅助食品。

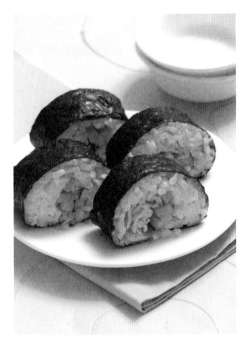

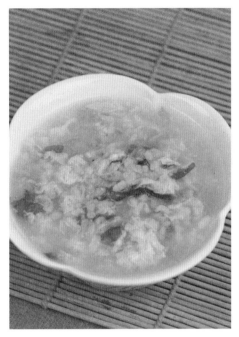

紫菜包饭

材料 熟米饭100克，紫菜1张（约50克），黄瓜、胡萝卜各50克，鸡蛋1个（约60克）。

调料 盐2克，植物油适量。

做法

1 鸡蛋在碗内加盐打匀；黄瓜洗净切条；胡萝卜洗净，去皮切条。

2 炒锅中加入植物油烧至五成热，淋入鸡蛋液煎成蛋皮，盛出，切长条。

3 取紫菜铺好，放上米饭，用手弄散，放上鸡蛋皮条、黄瓜条、胡萝卜条卷紧，切成1.5厘米长的段即可。

紫菜虾皮粥

材料 燕麦片60克，大米50克，鸡蛋1个（约60克），虾皮、紫菜各5克。

做法

1 燕麦片洗净；鸡蛋在碗内打散；大米洗净，浸泡30分钟；紫菜泡发。

2 锅里加适量水煮沸，放入大米，大火煮沸，转小火煮20分钟，放入燕麦片煮5分钟，加入虾皮和紫菜煮开。

3 倒入鸡蛋液再煮1分钟即可。

> **烹饪智慧** 鸡蛋可只用蛋清部分以减少胆固醇的摄入。

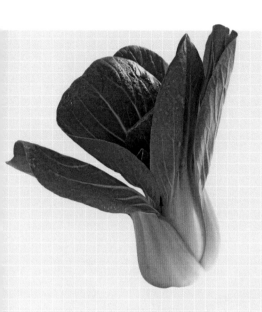

油菜
减少脂类吸收

推荐用量
每日推荐用量: 150 克

降血脂关键营养成分
膳食纤维

对高脂血症和并发症的功效

1 减少脂类的吸收。油菜为低脂肪蔬菜，且富含膳食纤维，能与胆酸盐和食物中的胆固醇及三酰甘油结合，排出体外，从而减少身体对脂类的吸收，故有利于降血脂。

2 促进肠道蠕动，缓解便秘。油菜中含有大量的膳食纤维，能促进肠道蠕动，缩短粪便在肠腔停留的时间，从而可缓解多种便秘，对高脂血症合并便秘有辅助疗效。

完美搭档

香菇 + 油菜

两者搭配食用可抗老防衰，并缩短食物在胃肠道中停留的时间，促进肠道代谢，预防便秘。

养生营养　油菜中所含的植物激素能增加酶的形成，吸附、分解进入人体的致癌物质，因此有防癌功效。

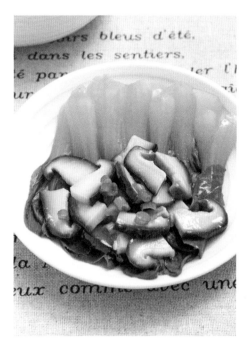

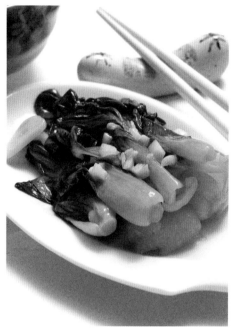

香菇油菜

材料 油菜 500 克，鲜香菇 100 克。

调料 盐、酱油、葱花、白糖各 2 克，
植物油适量。

做法

1 将油菜洗净切段备用；鲜香菇洗净
去蒂，切片备用。

2 锅中放入适量油，烧热后用葱花炝
锅，放入香菇，加入酱油、白糖调
味，放入油菜，迅速翻炒。

3 将熟之时，加盐调味，翻炒拌匀
后，即可装盘食用。

> **烹饪智慧** 食用油菜时要现做现切，因为
> 油菜里所含的维生素是不稳定
> 的，容易氧化而使营养成分流失。

蒜蓉油菜

材料 油菜 500 克，大蒜 60 克。

调料 盐 2 克，植物油适量。

做法

1 将油菜洗净后，分叶备用；大蒜剥
皮洗净后，一半切成片状，一半剁
成蒜末备用。

2 锅烧热后放入适量油烧热，放入蒜
片爆香，再将油菜放进锅中翻炒，
将熟之时，放入盐、蒜末调味，即
可关火盛盘。

> **烹饪智慧** 如果不喜欢此菜水淋淋的口感，
> 出锅前勾芡即可。

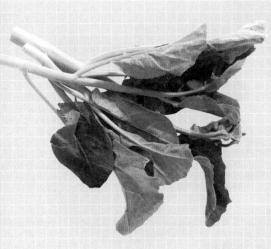

芥蓝

减少胆固醇的累积

(推荐用量)
每日推荐用量: 100 克
(降血脂关键营养成分)
膳食纤维、硫代葡萄糖苷

对高脂血症和并发症的功效

1 促进胆固醇排出。芥蓝含有的硫代葡萄糖苷, 具有降低血液中胆固醇含量的功效, 有利于降低血脂。

2 软化血管, 预防心血管病。芥蓝中大量的膳食纤维能够促进胆固醇排出, 降低血脂, 软化血管, 预防心血管病。

完美搭档

芥蓝 + 虾

芥蓝含丰富的膳食纤维, 能降低消化道中胆固醇的吸收, 降低血脂, 虾含有牛磺酸, 能降低胆固醇, 保护心血管系统, 防止动脉硬化。

养生营养 芥蓝中含有有机碱, 这使它带有一定的苦味, 能刺激人的味觉神经, 增进食欲, 还可加快胃肠蠕动, 有助消化。

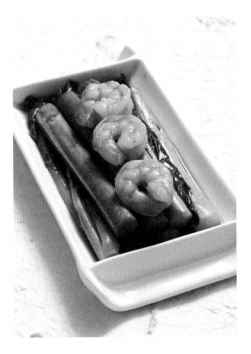

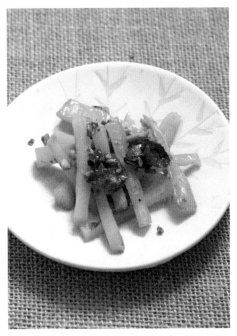

白灼芥蓝虾仁

材料 芥蓝 150 克，虾仁 100 克。

调料 酱油 5 克，白糖、盐各 3 克，植物油、水淀粉各适量，胡椒粉、香油各少许。

做法

1 芥蓝洗净；虾仁洗净，用盐、胡椒粉、水淀粉抓匀，腌渍 10 分钟。

2 锅置火上，倒入清水烧沸，将芥蓝焯至断生后捞出。

3 锅内倒油，烧至六成热，下虾仁滑散后盛出，摆放在焯好的芥蓝上。

4 将酱油、白糖、盐、香油、胡椒粉兑成白灼汁，倒在虾仁和芥蓝上即可。

炝拌芥蓝菜

材料 芥蓝 250 克。

调料 干辣椒段、蒜末各 5 克，盐 2 克，植物油、蚝油各适量。

做法

1 芥蓝去除老叶和硬皮，洗净，沥干，切成 5 厘米长的段，放入加了盐的沸水中焯烫，捞出过凉。

2 锅内倒油烧至六成热，炒香蒜末和干红辣椒，加入蚝油、盐，调成香辣汁。

3 将香辣汁倒在芥蓝上，拌匀即可。

> **烹饪智慧** 芥蓝一定要把粗皮去干净，否则影响口感。

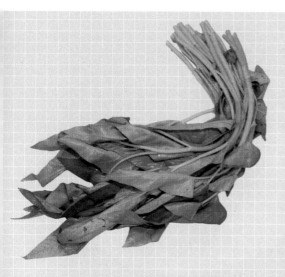

空心菜

减少三酰甘油和胆固醇，清洁和疏通血管

(推荐用量)
每日推荐用量：100 克

(降血脂关键营养成分)
钾、烟酸、维生素 C

对高脂血症和并发症的功效

1 降低胆固醇和三酰甘油在血液中的含量。空心菜中富含钾，有利于溶解沉积在血管壁上的胆固醇，清洁和疏通血管，烟酸和维生素 C 有利于降低三酰甘油和胆固醇，降低血脂。

2 降血压，平稳血糖，预防心脑血管疾病。空心菜中的钾、烟酸和维生素 C 能够有效溶解沉积在血管壁上的胆固醇，清洁和疏通血管，预防高血压和心脑血管疾病；空心菜中的类胰岛素物质可以帮助平稳餐后血糖。

完美搭档

空心菜 + 大蒜 ｜ 空心菜富含大量的膳食纤维，能够帮助降低血脂，而大蒜也能稳定血脂，两者搭配食用，效果更好。

养生营养 空心菜中的叶绿素有"绿色精灵"之称，可洁齿防龋除口臭，健美皮肤，堪称美容佳品。

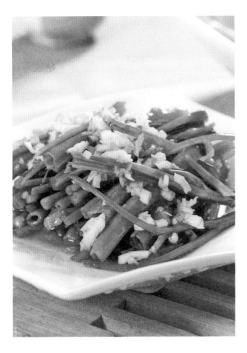 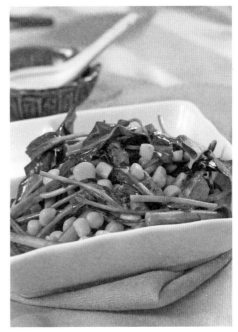

蒜蓉空心菜

材料 空心菜350克，大蒜20克。

调料 花椒2克，盐3克，植物油适量，
鸡精少许。

做法

1 空心菜择洗干净，切成段；大蒜去
皮，洗净，剁成末。

2 锅置火上，放油烧热，放入花椒炸
香，捞出不用。

3 放入蒜末和空心菜煸炒至变色后，
加盐和鸡精调味即可。

玉米粒炒空心菜

材料 空心菜300克，玉米粒150克。

调料 植物油、盐、花椒各适量。

做法

1 将玉米粒洗净，放入沸水锅中煮至
八成熟；空心菜洗净，下沸水锅中
焯水，切段备用。

2 锅内倒油烧热，下花椒炒香，倒入
玉米粒、空心菜段，加盐炒熟装盘
即可。

烹饪
智慧 煸炒空心菜要大火快炒。

烹饪
智慧 翻炒空心菜不宜过久，否则会
导致空心菜发黑失去营养价值。

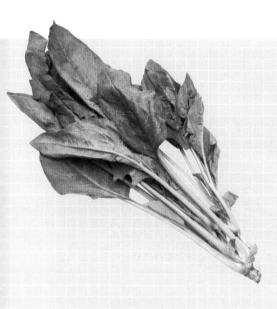

菠菜

增强脂蛋白脂肪酶活性，改善血脂水平

（推荐用量）

每日推荐用量：100 克

（降血脂关键营养成分）

维生素 C、叶绿素

对高脂血症和并发症的功效

1 降低胆固醇和三酰甘油水平。菠菜中的维生素 C 能促进胆固醇分解，增强脂蛋白脂肪酶的活性，有效降低血液中的胆固醇和三酰甘油；菠菜中大量的叶绿素能够阻碍胆固醇的消化吸收。

2 降低血脂、血压，维持血糖稳定。菠菜中含有大量的钾，能够帮助预防高血压；菠菜中含有铬和类胰岛素物质，可以帮助稳定血糖。

完美搭档

菠菜 + 土豆

菠菜中大量的膳食纤维可以延缓血糖上升速率，刺激肠胃蠕动，帮助排便和排毒，加快胆固醇的排出，土豆所含的膳食纤维可以促进肠胃蠕动，对于胆固醇的代谢可起到加速作用，搭配食用效果更好。

养生营养　菠菜中的草酸含量高，过量食用会妨碍人体对铁与钙的利用，严重的还可能在尿道中形成结石或加重结石的症状。所以，在烹调之前，可将菠菜入沸水中余烫，沥除汤汁，这样可避免摄取过多的草酸。

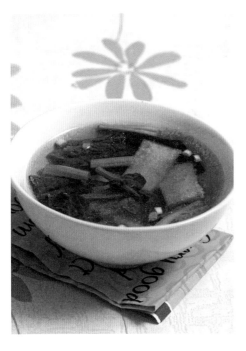

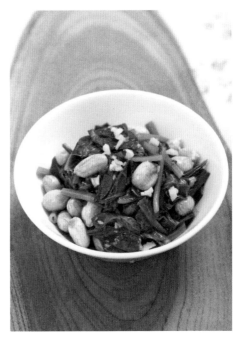

土豆菠菜汤

材料　土豆200克，菠菜100克。

调料　盐4克，醋、葱末各适量。

做法

1　土豆洗净，切薄片，放入沸水中煮
　　至七成熟，捞出；菠菜洗净，焯水
　　后切段。

2　汤锅中倒清水，大火煮沸后放土豆
　　片，煮至土豆成熟，倒醋调味，放
　　菠菜段煮开，加盐、葱末即可。

花生菠菜

材料　熟花生仁50克，菠菜300克。

调料　蒜末、盐、香油各适量。

做法

1　菠菜择洗干净，入沸水中焯30秒，
　　捞出，晾凉，沥干水分，切段。

2　取盘，放入菠菜段、熟花生仁，用
　　蒜末、盐和香油调味即可。

| 烹饪
智慧 | 菠菜在制作之前最好先用沸水烫软，捞出来之后再烹饪，这样更有利于其中的营养物质的吸收。 |

| 烹饪
智慧 | 焯菠菜时水中放少量盐和植物油，可使菠菜颜色碧绿。 |

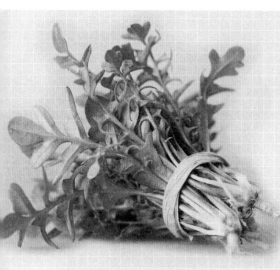

荠菜

降低胆固醇和三酰甘油含量

(推荐用量)
每日推荐用量：50 克

(降血脂关键营养成分)
乙酰胆碱、谷固醇等

对高脂血症和并发症的功效

1 降低胆固醇和三酰甘油含量，降低血脂。荠菜中的乙酰胆碱、谷固醇、季胺化合物有利于降低胆固醇和三酰甘油含量，同时能够降低血压。

2 降低血压。荠菜含有大量的膳食纤维，食用后，可增强大肠蠕动，促进排泄，从而增进新陈代谢，有预防高血压的作用。

完美搭档

荠菜 + 鸡肉

荠菜能够清热明目，鸡肉能够滋阴补气，两者同食具有很好的滋补功效。

养生营养 荠菜要选择叶片完整的，没有枯黄及开花现象者为佳。若是包心荠菜，叶柄要没有软化现象，叶柄越肥厚越好。

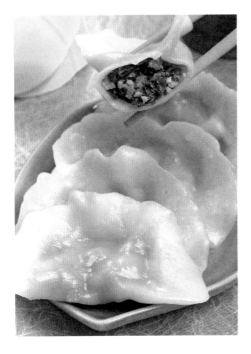
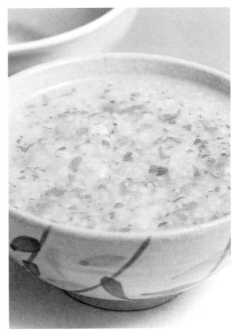

荠菜豆皮猪肉水饺

材料 饺子皮500克，荠菜末300克，
豆腐皮末100克，猪肉馅250克。

调料 盐5克，白糖、鸡精各少许，老
抽10克，葱末、姜末、香油、
料酒各适量。

做法

1 将猪肉馅、葱末、姜末、料酒、香
油、老抽、盐、白糖、鸡精、荠菜
末、豆腐皮末搅拌均匀制成馅料。

2 饺子皮包入馅料，制成饺子生坯，
下锅煮熟即可。

荠菜小米粥

材料 小米100克，荠菜50克。

做法

1 小米淘洗干净。

2 荠菜洗净，切碎。

3 锅置火上，倒入适量清水烧开，放
入小米，用大火煮沸后转用小火熬
煮，将熟时加入荠菜碎，煮沸即可。

烹饪
智慧 熬此菜粥最好用嫩一点的荠菜，
口感会更好。

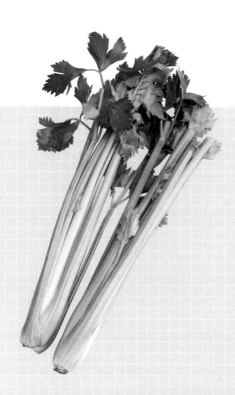

芹菜

降脂又降压

（推荐用量）
每日推荐用量：50 克

（降血脂关键营养成分）
膳食纤维、丁基苯酞类物质、香豆素等

对高脂血症和并发症的功效

1 促进胆固醇的排出，分解动脉上沉积的胆固醇和三酰甘油。芹菜中的膳食
纤维有利于促进胆固醇排出，丁基苯酞类物质有利于分解沉积于动脉上的
胆固醇和三酰甘油等，香豆素及其衍生物有助于降低胆固醇。

2 降低血压，预防高脂血症并发高血压。芹菜中的维生素 P、芹绿素都具有
降血压的作用，所以芹菜对高脂血症并发高血压有一定的预防作用。

完美搭档

芹菜 + 苹果　　芹菜和苹果都有利于降压，且苹果能够健胃，二者搭
配食用可以平肝降压、健胃消食。

 养生营养　芹菜叶中所含的胡萝卜素和维生素 C 比较多，因此最好不要把能吃的嫩叶
扔了。

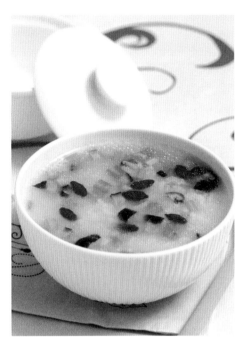

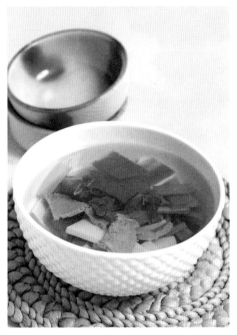

芹菜香菇粥

材料 大米 100 克，芹菜 50 克，水发
香菇 5 朵，枸杞子 5 克。

做法

1 芹菜洗净，切丁；香菇洗净，去
蒂，切丁；大米洗净，浸泡 30 分
钟；枸杞子洗净。

2 锅内倒水烧开，倒入大米煮熟。

3 将芹菜丁、香菇丁、枸杞子一起加
入大米粥中煮熟即可。

烹饪智慧 芹菜熬粥不要煮得熟烂，以免
多种无机盐和维生素流失。

胡萝卜芹菜汤

材料 胡萝卜、芹菜、豆腐各 100 克，
猪瘦肉 50 克。

调料 盐 3 克，蔬菜高汤、香油各适量，
香菜叶少许。

做法

1 胡萝卜去皮，洗净，切斜片；芹菜
择去老叶，洗净，切段；猪瘦肉洗
净，切片；豆腐洗净，切片。

2 锅置火上，放适量蔬菜高汤烧沸，
放入豆腐片煮 5 分钟，放入瘦肉片
和萝卜片、芹菜段，继续煮 5 分钟，
放少许盐搅匀关火，淋香油，撒上
香菜叶即可。

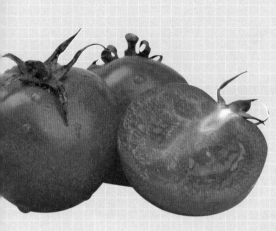

番茄

蔬菜中的"降脂明星"

(推荐用量)
每日推荐用量: 100~150 克

(降血脂关键营养成分)
番茄红素等

对高脂血症和并发症的功效

1 抑制过氧化脂肪形成。番茄中的番茄红素具有较强的抗氧化作用,可以清除自由基,抑制过氧化脂肪形成,并防止低密度脂蛋白氧化而加速动脉硬化,还有升高高密度脂蛋白水平的作用。

2 有助胃肠疾病的消除。番茄所含的苹果酸、柠檬酸等有机酸能促进胃液分泌,增加胃酸浓度,调整胃肠功能,有助胃肠疾病的消除。对治疗高脂血症合并肠胃病有一定疗效。

完美搭档

番茄 + 鸡蛋

番茄富含维生素和矿物质,鸡蛋中含有优质蛋白质,同食有助于营养的吸收。

养生营养

由于番茄红素在加热或有油脂的情况下容易被吸收,熟吃番茄要比生吃番茄的番茄红素吸收率高,有利于降低机体血清及肝脏中的胆固醇含量。

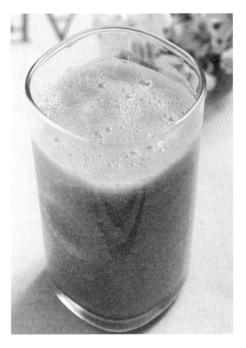

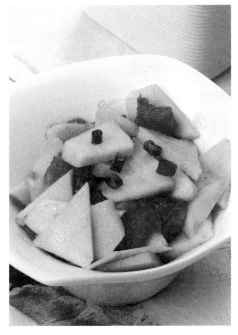

番茄西芹汁

材料　西芹 50 克，番茄 200 克，柠檬 30 克。

调料　蜂蜜少许。

做法

1. 西芹择洗干净，切小段；番茄去蒂、洗净，切小块；柠檬洗净，去皮和子，切小块。

2. 将上述食材和适量饮用水一起放入果汁机中搅打，打好后加入蜂蜜调匀即可。

烹饪
智慧

番茄生吃可更好地吸收维生素，熟吃则可使人体更好地吸收番茄红素。

番茄炒山药

材料　山药 400 克，番茄 200 克。

调料　葱花、姜末各 5 克，盐 3 克，植物油、鸡精各适量。

做法

1. 山药去皮，洗净，切菱形片，焯水，捞出备用；番茄洗净，入沸水锅中烫一下，捞出去皮，切小块。

2. 锅置火上，放油烧热，爆香葱花、姜末，先放入番茄块翻炒，再加入山药片炒熟，加鸡精、盐炒匀装盘即可。

烹饪
智慧

炒制此菜时，要大火速成，这样能保护番茄和山药的营养。

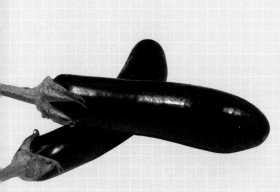

茄子

保持血管壁弹性

（推荐用量）
每日推荐用量：100 克

（降血脂关键营养成分）
维生素 P

对高脂血症和并发症的功效

1 让血管恢复弹性。茄子所含的维生素 P，有降血脂的作用，还可使血管壁保持弹性和生理功能。

2 对毛细血管有保护作用。茄子尤其是茄子皮中含有丰富的维生素 P，对毛细血管有保护作用，能保持细胞和毛细血管壁的正常渗透，增强毛细血管的韧性和弹性，可预防高脂血症并发高血压、冠心病等疾病。

完美搭档

茄子 + 猪肉

茄子适合搭配猪肉同食，不仅营养丰富，而且茄子中含有大量皂苷，可以降低猪肉中胆固醇的吸收率，有利于健康。

 养生营养　茄子含有龙葵碱，能抑制消化系统肿瘤的增殖，可预防胃癌。

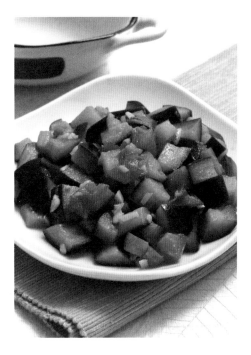
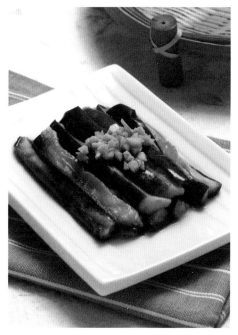

番茄茄丁

材料 茄子 300 克，番茄 100 克。

调料 盐、醋、蒜末各 2 克，植物油适量。

做法

1 将茄子与番茄洗净，分别切丁和小块备用。

2 炒锅中放油，油热后放入蒜末爆香，再加入茄子丁煸炒，改小火加盖焖 3 分钟。

3 待茄子变软时，放入适量盐、醋，并倒入番茄块，翻炒至熟即可。

> **烹饪智慧** 番茄与茄子同炒，并加入醋，有利于保持茄子所含的维生素 C 和多酚类，营养丰富又能增强茄子降脂之效。

蒸茄子

材料 茄子 500 克。

调料 蒜泥 20 克，醋 5 克，盐、香油各 2 克。

做法

1 将茄子洗净，切成大条状，放入盘中，入蒸笼蒸 10 分钟左右。

2 将盐、醋、蒜泥放于小碗中，拌匀撒在蒸好的茄条上，再淋上适量香油即可食用。

> **烹饪智慧** 茄子切条蒸熟，可减少油脂摄入，增加饱腹感。

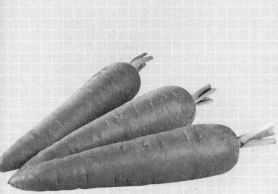

胡萝卜

降低血脂，增加冠脉血流量

推荐用量

每日推荐用量：50 克

降血脂关键营养成分

山柰酚、槲皮素、果胶酸钙

对高脂血症和并发症的功效

1 降低胆固醇含量，降低血脂。胡萝卜中的山柰酚、槲皮素能够帮助降低血脂，促进肾上腺素合成，预防高脂血症；胡萝卜中的果胶酸钙可以与体内的胆酸结合，从而降低胆固醇含量。

2 预防动脉硬化。胡萝卜中含有 5 种必需氨基酸，十几种酶以及钙、磷、铁、锰等矿物质，这些成分可以预防动脉粥样硬化。

完美搭档

胡萝卜 + 橙子 胡萝卜中含有丰富的胡萝卜素，橙子中含有丰富的维生素 C，同食可以清洁肠道，提高身体抗氧化能力。

养生营养 胡萝卜含有大量胡萝卜素，进入机体后，大约 50% 可转变成维生素 A，有利于补肝明目，治疗夜盲症。

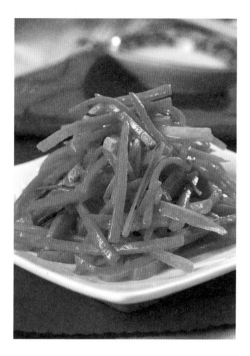
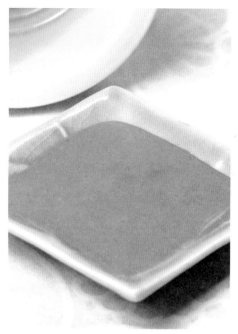

炒胡萝卜丝

材料 胡萝卜 300 克。

调料 植物油、香菜、鸡精各适量，盐
3 克。

做法

1 胡萝卜洗净，切丝备用；香菜洗净，
切段备用。

2 炒锅置火上，放油烧热，下入胡萝
卜丝煸炒至变软，加入香菜段，调
入盐、鸡精即可。

烹饪
智慧
炒胡萝卜的时间不宜过长，以
免破坏胡萝卜素。

胡萝卜米糊

材料 大米 40 克，小米、胡萝卜、绿
豆各 20 克，去心莲子 4 颗。

做法

1 绿豆用清水浸泡 4 ~ 6 小时，洗净；
大米、小米淘洗干净；胡萝卜洗净，
切粒；莲子用清水泡软，洗净。

2 将大米、小米、绿豆、去心莲子和
胡萝卜粒倒入全自动豆浆机中，加
水至上、下水位线之间，煮至豆浆
机提示米糊做好即可。

烹饪
智慧
在制作胡萝卜的过程中，不要
放醋，因为醋会破坏胡萝卜素，
从而降低胡萝卜的营养价值。

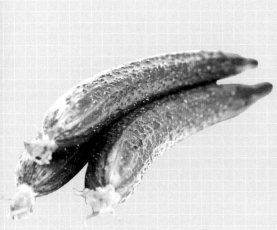

黄瓜

清脆爽口的降脂圣品

(推荐用量)
每日推荐用量：150~300 克
(降血脂关键营养成分)
膳食纤维、丙醇二酸

对高脂血症和并发症的功效

1 帮助消化体内多余的胆固醇。黄瓜所含的膳食纤维可以促进肠道蠕动，减少胆固醇的吸收，从而降低血脂。

2 预防高脂血症并发高血压、糖尿病、肥胖症。黄瓜中的黄瓜酶，有很强的生物活性，能有效促进机体新陈代谢，黄瓜还富含可溶性膳食纤维，可以减少脂肪和胆固醇的吸收，黄瓜中的丙醇二酸有助于降脂减肥。所以，黄瓜对预防高脂血症并发高血压、糖尿病、肥胖症有较好的作用。

完美搭档

黄瓜 + 大蒜	黄瓜不仅能量低，还能抑制碳水化合物转化为脂肪，和大蒜一起食用，可以有效降低胆固醇，对糖尿病患者也有帮助。

养生营养　吃黄瓜时最好不要削皮去子。黄瓜皮中含有丰富的胡萝卜素，黄瓜子中含有较丰富的维生素 E。

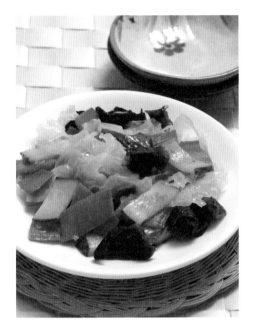

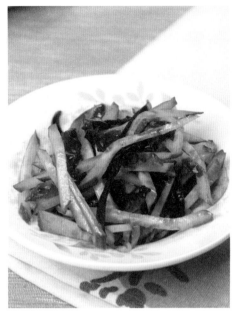

双耳炒黄瓜

材料 银耳、木耳各 10 克，黄瓜 150 克，
胡萝卜 100 克。

调料 姜丝、葱末各 3 克，植物油适量，
盐少许。

做法

1 将银耳、木耳用清水泡发，洗净后
撕成小片备用；将黄瓜、胡萝卜分
别洗净后切片备用。

2 锅里放油，油热后，炒香姜丝、葱
末，然后放入银耳、木耳炒至将熟
时放入黄瓜片和胡萝卜片，翻炒均
匀，加盐调味即可。

> 烹饪
> 智慧
> 黄瓜最后放，翻炒几下即可出
> 锅，以免影响口感和营养吸收。

木耳拌黄瓜

材料 水发木耳、黄瓜各 100 克。

调料 醋 10 克，盐 2 克，辣椒油、蒜
末各 5 克。

做法

1 水发木耳择洗干净，入沸水中焯
透，捞出，沥干水分，晾凉，切
丝；黄瓜洗净，切丝。

2 取小碗，放入醋、盐、蒜末和辣椒
油拌匀，制成调味汁。

3 取盘，放入黄瓜丝和木耳丝，淋入
调味汁拌匀即可。

> 烹饪
> 智慧
> 木耳用沸水焯熟；木耳和黄瓜
> 凉拌，降脂效果显著。

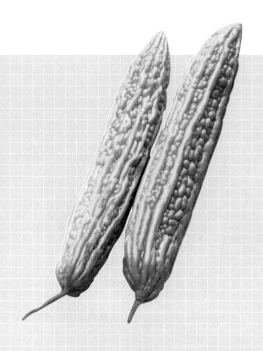

苦瓜
降脂且稳定血压和血糖

(推荐用量)
每日推荐用量: 80 克

(降血脂关键营养成分)
苦瓜素、苦瓜皂苷

对高脂血症和并发症的功效

1 减少脂肪的吸收，降低胆固醇含量。苦瓜中的苦瓜素能够帮助减少脂肪和碳水化合物的吸收，减少胆固醇含量，苦瓜皂苷能降低血脂。

2 降低血脂，平稳血糖，预防血栓形成。苦瓜中的苦瓜素和苦瓜皂苷能降低血脂，平稳血糖，预防血栓形成，预防糖尿病。

完美搭档

苦瓜 + 瘦肉　　苦瓜中的维生素 C 和瘦肉中的铁搭配，可以促进体内铁的吸收，增强体力，促进身体发育。

 养生营养　苦瓜炒熟后吃对肠胃刺激作用小，苦瓜的抗营养因子会因为加热而被消除，还能提高多种营养成分的吸收率，可起到滋补的作用。

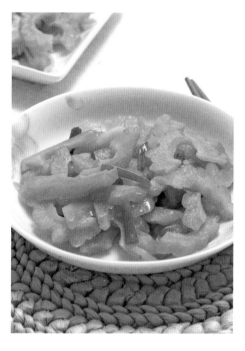

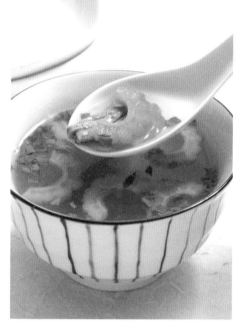

清炒苦瓜

材料 苦瓜300克。

调料 葱段5克，盐、白糖、香油各2克，植物油适量。

做法

1 苦瓜洗净，纵向剖开，再将剖为一半的苦瓜斜切成片备用。

2 锅中倒入适量油，烧热后放入葱段爆香，再倒入苦瓜片，迅速翻炒。

3 将熟之时，加入盐、白糖调味，翻炒均匀后淋上少量香油，即可装盘食用。

> **烹饪智慧** 苦瓜翻炒约1分钟即可，炒的时间太长会破坏此菜脆嫩的口感。

苦瓜荠菜猪肉汤

材料 苦瓜250克，猪瘦肉100克，荠菜50克。

调料 料酒5克，盐少许。

做法

1 将苦瓜洗净，剖开去瓜瓤，切成薄片备用；荠菜洗净后切碎备用；猪瘦肉洗净后切成薄片，用适量盐、料酒腌制拌匀。

2 煮锅中加入适量清水，放入猪瘦肉片煮沸，再加入苦瓜片、荠菜碎同煮至熟，放入剩余盐调味即可。

> **烹饪智慧** 肉片不要炒，用烧开的水煮熟，能减少油脂摄入。

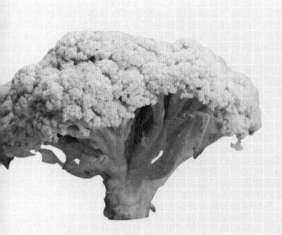

菜花

抑制低密度脂蛋白胆固醇

（推荐用量）
每日推荐用量：80克

（降血脂关键营养成分）
类黄酮

对高脂血症和并发症的功效

1 清除血管壁上沉积的胆固醇。菜花中含有的类黄酮可以清除血管上沉积的胆固醇，防止血小板凝集，有利于降低血液中胆固醇的含量。

2 降低冠心病的发病率和病死率。菜花中的类黄酮具有抑制低密度脂蛋白胆固醇的产生、增强毛细血管韧性、调节内皮细胞、抑制血小板聚集等功能，可预防动脉硬化，降低血栓的形成，达到改善心血管疾病的作用，降低冠心病的发病率和病死率。

完美搭档

菜花 + 黄豆

菜花所含的植物固醇，能够在肠道中与胆固醇竞争吸收途径，从而有效降低血液中胆固醇水平；黄豆中的大豆蛋白质和豆固醇能够降低血脂和胆固醇。两者搭配食用，降低胆固醇水平的效果更好。

养生营养

在烹调菜花时，为了减少维生素C和抗癌物质的损失，可先将其用沸水焯水，断其生味，再急火快炒，调味后迅速出锅，以保持其有益成分和清香脆嫩的特点。

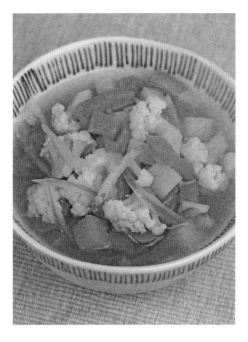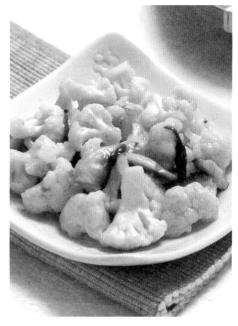

菜花胡萝卜土豆汤

材料 菜花 150 克，土豆、胡萝卜、番
茄各 80 克，洋葱 30 克。

调料 胡椒粉、姜丝、盐各 2 克。

做法

1 将菜花冲洗干净切小块；土豆和胡
萝卜洗净后去皮，切丁；番茄洗
净，切块；洋葱去皮洗净，切丝。

2 炒锅烧适量清水至沸腾，放入菜花
块、洋葱丝、土豆丁、胡萝卜丁、
番茄块及姜丝，大火煮熟后，加入
适量胡椒粉及盐调味即可。

烹饪智慧 此菜营养丰富，具有降脂功效，有益辅助调理动脉硬化、冠心病等。

香菇炒菜花

材料 菜花 250 克，干香菇 15 克。

调料 葱段、姜末各 5 克，水淀粉 15 克，
花生油适量，盐少许。

做法

1 将菜花冲洗干净切小块，放入沸水
锅内焯水后捞出备用。

2 香菇泡发，去蒂洗净，切片备用。

3 炒锅内放花生油烧热，放入葱段、
姜末煸出香味，再放入适量清水，
大火烧开后，放入香菇、菜花，改
小火煨，用水淀粉勾芡，加盐调味
即可。

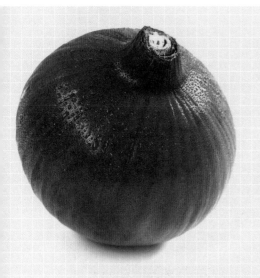

洋葱

杀菌、降脂、降压

(推荐用量)
每日推荐用量: 50 克
(降血脂关键营养成分)
二烯丙基二硫化物、蒜氨酸酶

对高脂血症和并发症的功效

1 降低血清胆固醇和三酰甘油含量。洋葱中所含有的二烯丙基二硫化物及蒜氨酸酶，有利于降低血清胆固醇和三酰甘油含量，从而有效降血脂，有防止血管硬化的作用。

2 预防血栓形成。洋葱有利于缓解消化不良、食欲缺乏、食积内停等症；洋葱含有的前列腺素 A，能扩张血管、降低血液黏稠度，因而可降血压，预防血栓形成。因此常吃洋葱可预防高脂血症并发肠胃病，高脂血症并发高血压等症。

完美搭档

洋葱 + 鸡蛋

洋葱所含的维生素 C 和鸡蛋中的维生素 E 一起食用，具有护肤、防癌、促进血液循环的作用。

养生
营养

常见的洋葱分为紫皮和白皮两种。白皮洋葱肉质柔嫩，水分和甜度皆高，长时间烹煮后有黄金般的色泽及丰富甜味，比较适合鲜食、烘烤或炖煮；紫皮洋葱肉质微红，辛辣味强，适合炒。紫皮洋葱营养更好一些。

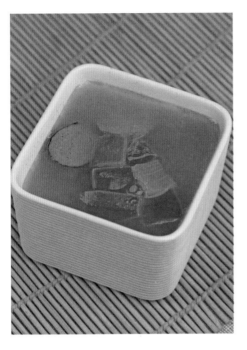

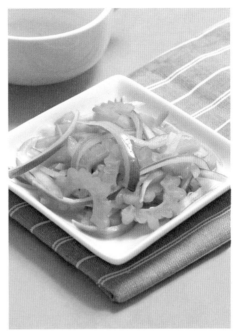

洋葱番茄汤

材料 番茄 50 克，洋葱 100 克。

调料 姜片、盐、香油各少许。

做法

1 将番茄、洋葱分别洗净，切成小块备用。

2 在锅中加入适量清水，放入姜片，大火煮沸后，放入番茄块、洋葱块，继续煮沸后改小火煮 15 分钟。

3 往锅中加入盐和香油调味即可。

洋葱炒苦瓜

材料 洋葱、苦瓜各 150 克。

调料 姜丝 5 克，盐 2 克，植物油适量。

做法

1 将洋葱去外皮，洗净后切丝备用；苦瓜洗净后去子，切成薄片备用。

2 炒锅中放入适量植物油，油热后，放入姜丝爆香，再放入苦瓜片、洋葱丝，翻炒将熟之时，放盐调味即可。

> 烹饪智慧 建议用清水烧汤，不要用高汤。

> 烹饪智慧 先放入生姜丝爆香再下材料，可以减少用油。

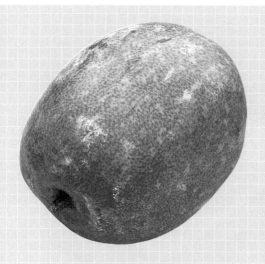

冬瓜

控制体内糖类转化为脂肪

(推荐用量)
每日推荐用量: 60 克

(降血脂关键营养成分)
丙醇二酸、烟酸

对高脂血症和并发症的功效

1 减体重，降血脂。冬瓜中的丙醇二酸能够抑制碳水化合物转化为脂肪，防止体内脂肪堆积、血脂增高。

2 降低血脂，平稳血糖，预防血栓形成。冬瓜所含的烟酸能降低血液中的胆固醇、三酰甘油和 β－脂蛋白的含量，能防止血栓形成；维生素 B_1 有稳定血糖水平的作用；冬瓜中含钾较多，可以帮助预防高血压。

完美搭档

| 冬瓜 ＋ 薏米 | 冬瓜和薏米都具有降低血脂的作用，两者搭配食用，降低血脂作用更好。 |

养生营养　冬瓜会降低肾小球滤过率，使肾脏不好的人血中尿素氮浓度增高，大量食用会加重肾病。

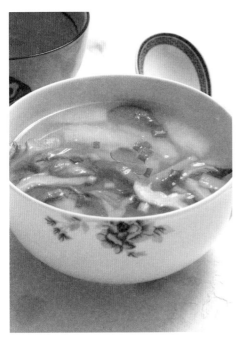
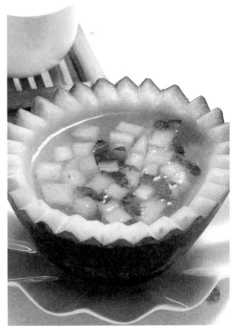

荷叶冬瓜盅

材料 小冬瓜1个（约500克），荷叶
 1张。

调料 香油3克，盐、胡椒粉各2克。

做法

1 冬瓜洗净，切掉一端呈茶盅状，挖
 去冬瓜瓤及部分肉，并把冬瓜蒂部
 削平，口部周围切锯齿纹，口朝上
 摆放在蒸锅中，再将挖出的冬瓜肉
 切成小方块备用。

2 将荷叶洗净后切碎，与冬瓜块一同
 放入冬瓜盅内，加适量清水。

3 用大火蒸25分钟把冬瓜蒸熟，最后
 加盐、胡椒粉后关火，滴入香油。

蘑菇冬瓜汤

材料 冬瓜200克，鲜蘑菇50克。

调料 葱花、姜片各5克，盐、香油各
 2克。

做法

1 将冬瓜洗净去皮、去瓤，切成薄片备
 用；将鲜蘑菇洗净去蒂后切片备用。

2 在锅中放入适量清水，大火煮沸
 后，放入冬瓜片及葱花、姜片，继
 续煮沸后，放入蘑菇片。

3 待蘑菇片煮熟、香味四溢之时，放
 入盐、香油调味即可。

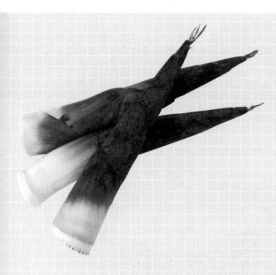

竹笋

减少人体对胆固醇的吸收

推荐用量
每日推荐用量：150 克

降血脂关键营养成分
膳食纤维

对高脂血症和并发症的功效

1 降低胆固醇和三酰甘油的含量。竹笋中膳食纤维含量丰富，其在肠内可以减少人体对胆固醇的吸收，增加肠蠕动，促进消化吸收，有效降低血脂。

2 促进肠道蠕动，帮助消化。竹笋具有低糖、低脂的特点，富含膳食纤维，可促进肠道蠕动，帮助消化，降低体内多余脂肪，对辅助治疗高脂血症合并高血压，高脂血症合并糖尿病有一定的作用。

完美搭档

竹笋 + 鸡肉　　鸡肉高蛋白低脂肪，竹笋含有丰富的膳食纤维，二者搭配食用有助于减脂瘦身。

 养生营养　竹笋食用前要先用开水焯过，以去除竹笋中的草酸。

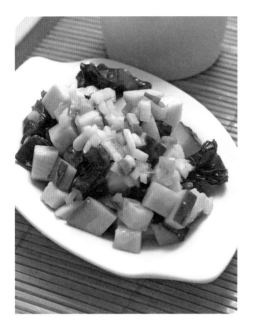 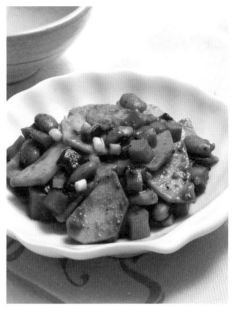

凉拌竹笋

材料 竹笋 200 克，黄瓜 150 克，水发
木耳 100 克。

调料 蒜末、姜末、葱末各 5 克，盐、
白糖各 2 克，醋 10 克，植物油
适量，香油少许。

做法

1 竹笋、黄瓜洗净切丁；木耳洗净，
撕成小朵；分别将竹笋和木耳放入
沸水中焯熟，捞出沥干。

2 炒锅中放入植物油烧热，放入葱
末、姜末、蒜末爆香，关火。

3 将所有食材放入大碗内，加入盐、
醋、白糖、香油，浇入炸好的油拌
匀即可。

干烧春笋

材料 春笋 200 克，胡萝卜 100 克，鲜
香菇 40 克，青豆 30 克。

调料 豆瓣酱 20 克，姜末、葱末各 5 克，
盐、白糖各 2 克，水淀粉、料酒
各 8 克，植物油适量。

做法

1 春笋切片；香菇、胡萝卜洗净后切
丁备用。

2 将切好的春笋片、香菇丁、胡萝卜
丁、青豆分别放入沸水中焯熟。

3 炒锅内放植物油烧热，加入豆瓣酱
翻炒至出现红油，将春笋片、胡萝
卜丁、香菇丁、青豆放入翻炒，加
盐、白糖、葱末、姜末、料酒调
味，起锅前用水淀粉勾芡即可。

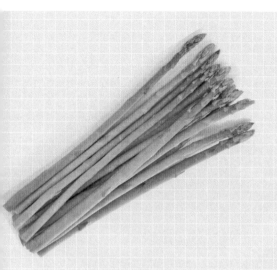

芦笋

氨基酸比例适当，帮助平稳血脂

推荐用量

每日推荐用量：150 克

降血脂关键营养成分

精氨酸、赖氨酸

对高脂血症和并发症的功效

1 促进血脂的代谢，降低血脂浓度。芦笋中的精氨酸和赖氨酸比例适当，有助于血脂的代谢。

2 降低血脂、血压，预防心脑血管疾病。食用芦笋有助于降低血脂浓度、降低血压、保护心脑血管健康。

完美搭档

芦笋 + 猪肉　　芦笋中含有丰富的叶酸，可以帮助猪肉中维生素 B_{12} 的吸收。

养生营养 芦笋富含硒、钙、锰、铜、铁等矿质元素，特别是硒元素，芦笋中硒元素的含量远高于其他蔬菜，而硒元素已经被证明具有防癌抗癌的作用。

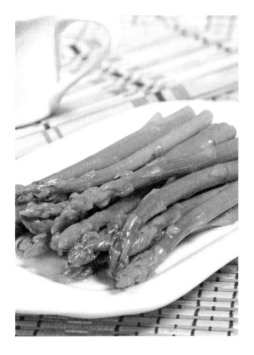

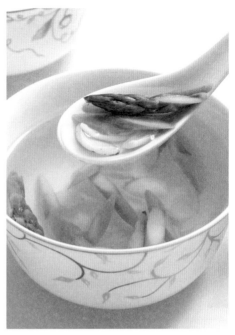

水煮芦笋

材料 芦笋 150 克。

调料 盐、白胡椒粉各适量，香油 3 克。

做法

1 芦笋择洗干净，沥干水分。

2 汤锅置火上，倒入适量热水烧开，放入所有调料搅拌均匀，下入芦笋段煮熟即可。

百合芦笋汤

材料 鲜百合 50 克，芦笋 150 克。

调料 盐、鸡精各 2 克。

做法

1 百合掰成瓣，撕去内膜，洗净。

2 芦笋洗净，切段。

3 将百合放入清水中煮至七成熟，加入芦笋稍煮，用盐、鸡精调味即可。

烹饪
智慧
芦笋要挑选笔直粗壮、色泽浓绿、穗尖稍紧密的。

烹饪
智慧
芦笋做成汤喝，能保留更加完整的降脂营养素，常食降脂功效显著。

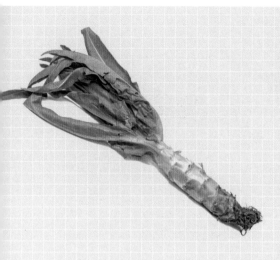

莴笋

软化血管，降血脂

(推荐用量)
每日推荐用量：100～150 克
(降血脂关键营养成分)
膳食纤维、钾

对高脂血症和并发症的功效

1 促进胆固醇排出。莴笋富含的膳食纤维能促进胆固醇排出；莴笋中的钾能够帮助清除血管壁上的胆固醇。

2 降低血脂、血压，预防心脑血管疾病。莴笋中丰富的膳食纤维能够促进胆固醇排出，预防心脑血管疾病；莴笋中的钾利水消肿，可降低血压。

完美搭档

莴笋 + 木耳

莴笋中的钾有利于消除沉积在血管壁上的脂肪，而木耳有利于清除肠胃垃圾，两者搭配食用，能加速胆固醇的排泄。

养生营养

莴笋可用来凉拌、热炒、煮汤等，但焯莴笋时一定要注意时间和温度，焯的时间过长、温度过高会使莴笋绵软，失去清脆口感，另外莴笋少放盐才好吃。

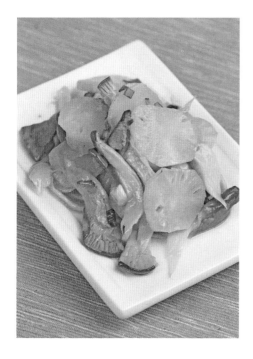
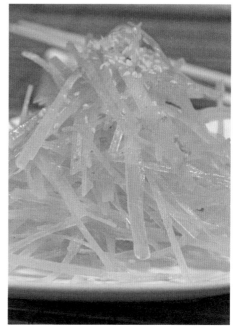

鲜蘑炒莴笋

材料 莴笋 200 克，鲜蘑 50 克。

调料 葱花 5 克，盐 2 克，植物油适量。

做法

1 莴笋去老皮和叶子，洗净，切片，沸水焯熟；鲜蘑择洗干净，撕成小瓣，放入沸水中焯烫，捞出。

2 锅置火上烧热，倒油，炒香葱花，放入莴笋片翻炒均匀，淋入少许清水烧至熟透，下入焯好的鲜蘑瓣，加盐调味即可。

烹饪智慧 如果不喜欢此菜水淋淋的口感，出锅前勾芡即可。

凉拌莴笋

材料 莴笋 400 克，白芝麻少许。

调料 盐、香油、蒜末各 2 克。

做法

1 将莴笋去皮洗净，切丝备用。

2 将莴笋丝放入较大容器内，加入盐、香油、蒜末拌匀调味，腌渍 20 分钟，撒上炒香的白芝麻，即可食用。

烹饪智慧 莴笋凉拌，可以减少用油量。

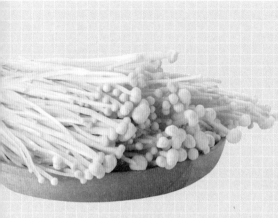

金针菇

有效排出胆酸及胆盐，降低血脂

(推荐用量)
每日推荐用量：20～30克

(降血脂关键营养成分)
锌、膳食纤维

对高脂血症和并发症的功效

1 减少胆固醇的吸收。金针菇含有较多的锌，有利于减少三酰甘油的含量，消除沉积的胆固醇，维持血管的弹性。金针菇还含有丰富的膳食纤维，可与胆酸及胆盐结合，加速将其排出体外，降低血脂，减少胆固醇的吸收。

2 延缓餐后血糖升高。金针菇的膳食纤维含量在常见食用菌中最高，能降低血糖，延缓餐后血糖上升的速度并改变外周组织对胰岛素的敏感性，对高脂血症合并糖尿病有一定疗效。

完美搭档

金针菇 + 豆腐 | 金针菇具有益智强体的作用，和豆腐合用，可抑制癌细胞的生成。

养生营养 | 新鲜的金针菇中含有秋水仙碱，大量生食后容易刺激肠胃与呼吸道黏膜，出现恶心、呕吐、腹痛、腹泻，甚至出现发热、电解质紊乱的症状，不过只要煮熟食用，秋水仙碱就会被分解破坏。

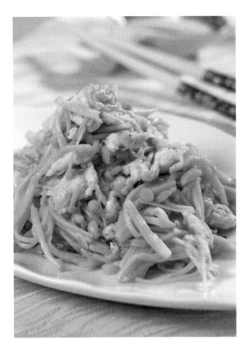

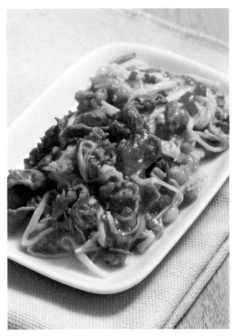

金针菇炒鸡蛋

材料　金针菇 250 克，鸡蛋 1 个。

调料　葱花、蒜末各 5 克，酱油 8 克，
盐 1 克，植物油适量。

做法

1　金针菇切去老根，洗净沥干水，然
后对半切一下；鸡蛋打散，加盐搅
拌均匀。

2　锅置火上，倒油烧热，倒入蛋液，
小火慢煎到蛋液底部凝固，翻面再
煎 15 秒，弄碎蛋饼盛出备用。

3　再起油锅，爆香葱花、蒜末，倒入
金针菇翻炒几下，倒入炒好的鸡
蛋，炒至金针菇变软后，加酱油、
盐炒匀即可。

金针肥牛

材料　牛肉 400 克，金针菇 150 克，红
尖椒碎 15 克。

调料　水淀粉 20 克，淀粉 8 克，盐 3 克，
植物油、鸡精各适量。

做法

1　牛肉洗净，切薄片，用淀粉、盐拌
匀；金针菇去根，洗净。

2　锅置火上，倒油烧热，爆香红尖椒
碎，加入适量水、肥牛肉片和金针
菇，炒至将熟，调入盐、鸡精，再
用水淀粉勾芡即可。

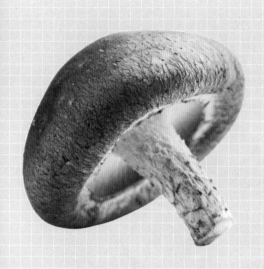

香菇

能溶解胆固醇的"蘑菇皇后"

（推荐用量）

每日推荐用量：30 克

（降血脂关键营养成分）

香菇素、核酸类物质

对高脂血症和并发症的功效

1 促进胆固醇溶解，抑制血脂上升。香菇中的香菇素和核酸类物质可以促进胆固醇溶解，有助于抑制血清胆固醇上升，帮助降低血脂。

2 预防心脑血管疾病。香菇中的香菇素和核酸类物质可以促进胆固醇的溶解，降低血脂含量，预防动脉硬化和心脑血管疾病。

完美搭档

香菇 + 玉米

香菇富含多种氨基酸和维生素，有稳定血糖、降血脂的作用；玉米富含膳食纤维，可降低血脂、平稳血糖，预防动脉硬化。二者搭配食用，具有降脂、预防动脉硬化的功效。

养生营养　每 100 克香菇中含 306 毫克嘌呤，肝病患者或痛风患者如大量食用，容易在体内产生过量尿酸，从而加重病情。

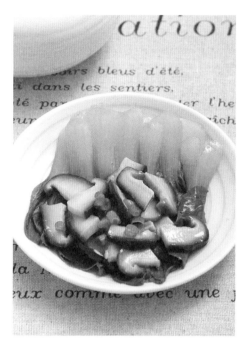

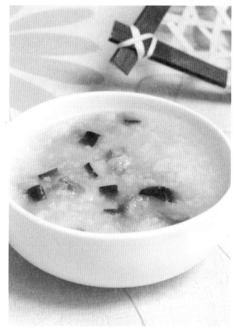

香菇油菜

材料 油菜 200 克，水发香菇 50 克。

调料 白糖、酱油各 5 克，盐 2 克，植物油适量。

做法

1 油菜洗净；香菇去蒂，洗净，挤干水分切片。

2 锅置火上，放油烧热，放入油菜，加盐，炒熟后盛出。

3 锅置火上，放油烧热，放入香菇片、酱油、白糖翻炒至熟，放入炒过的油菜翻炒均匀即可。

香菇玉米粥

材料 大米 100 克，猪肉 30 克，玉米粒 50 克，干香菇 20 克。

调料 盐少许。

做法

1 猪肉洗净，切粒；干香菇泡发，洗净，去蒂，切丁；玉米粒洗净；大米洗净，浸泡 30 分钟。

2 锅置火上，倒适量清水烧开，将大米、玉米粒倒入锅中煮开，转小火煮 20 分钟，放入猪肉粒、香菇丁继续煮 10 分钟至粥黏稠，再加入盐调味即可。

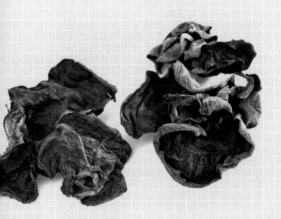

木耳

降脂又驻颜的"黑耳朵"

(推荐用量)
每日推荐用量：50 ~ 70 克（水发）

(降血脂关键营养成分)
膳食纤维、多糖

对高脂血症和并发症的功效

1 避免胆固醇附着在血管壁上。木耳含有大量的膳食纤维，可以刺激肠蠕动，帮助排便，加速胆固醇排出体外；木耳还含有多种多糖，可抑制凝血酶活动，预防血栓形成，避免胆固醇附着在血管壁上。

2 预防肥胖。木耳能预防血栓形成，延缓动脉粥样硬化，有益于高脂血症合并冠心病和脑卒中；它所含的丰富膳食纤维，能加速肠道脂肪的排泄，从而预防高脂血症并发肥胖症的发生。

完美搭档

| 木耳 + 葱 | 木耳和葱搭配食用，能增强降胆固醇的功效，对预防心脑血管疾病有很好的作用。 |

养生营养

木耳有活血抗凝的作用，有出血性疾病的人不宜食用。

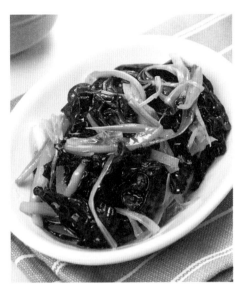
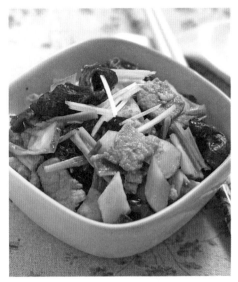

葱烧木耳

材料 水发木耳 250 克，大葱 100 克。

调料 酱油、水淀粉各 10 克，盐 3 克，
植物油适量。

做法

1 水发木耳洗净，撕成小朵；大葱择
洗干净，切丝。

2 锅置火上，将泡好的木耳放沸水中
焯熟，盛出，沥干。

3 另起锅，放油烧热，放入葱丝炒出
香味，加入木耳翻炒，加酱油和盐
调味，出锅前淋入水淀粉勾芡装盘
即可。

烹饪
智慧
木耳不要在水中浸泡过长时间，
否则木耳内的维生素会流失，
使营养价值降低。

木樨肉

材料 猪瘦肉 200 克，鸡蛋 2 个，黄瓜
80 克，水发黄花菜、水发木耳
各 50 克。

调料 葱丝、姜丝、酱油、料酒各 5 克，
盐 3 克，醋 2 克，植物油适量，
香油少许。

做法

1 猪瘦肉洗净切片；鸡蛋磕入碗中，
搅匀；黄瓜、木耳洗净，切片；黄
花菜洗净，切段。

2 锅置火上，放油烧热，把鸡蛋炒成
块，盛出，即为所说的木樨。

3 锅再置火上，放油烧热，放猪肉片
炒至变色。

4 加葱丝、姜丝、料酒、酱油、盐调
味，加剩余材料及鸡蛋块同炒，熟
后淋入香油和醋即可。

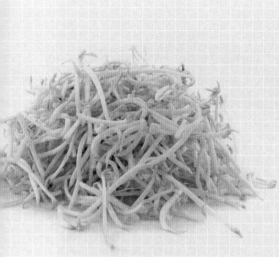

绿豆芽
防止胆固醇在动脉内壁沉积

(推荐用量)
每日推荐用量：50~100 克
(降血脂关键营养成分)
维生素 C、膳食纤维

对高脂血症和并发症的功效

1 降低胆固醇。绿豆芽含有大量维生素 C，可促进胆固醇排泄，预防胆固醇在动脉内壁沉积；绿豆芽还富含膳食纤维，可以与食物中的胆固醇相结合，并将其转化为胆酸排出体外，从而降低胆固醇水平。

2 预防心血管疾病。常吃绿豆芽可预防高脂血症并发心血管疾病。

完美搭档

绿豆芽 + 猪肚

猪肚可以健脾胃、助消化、增食欲，但其胆固醇含量较高，而绿豆芽可以降低胆固醇，二者同食有利于人体对营养成分的吸收，提高人体免疫力。

养生营养 烹制绿豆芽时加一点醋，既能防止维生素 C 的流失，还可以增强绿豆芽的减肥作用。

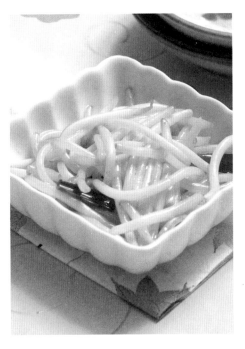 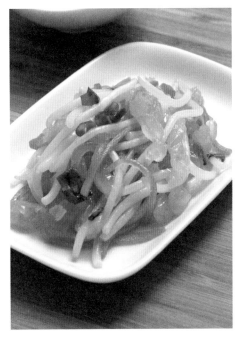

醋熘绿豆芽

材料 绿豆芽 300 克。

调料 醋、葱段、姜丝各 5 克，水淀粉
15 克，盐、白糖、花椒 2 克，
植物油适量。

做法

1 绿豆芽洗净后用沸水快速焯一下，
捞出在凉水中过凉，沥干水分。

2 锅烧热适量植物油，放入花椒炝锅
炸焦，去掉花椒，再放入葱段、姜
丝爆香。

3 放入绿豆芽用大火快速翻炒，加
盐、白糖、醋调味，再颠炒几下，
用水淀粉勾芡即可。

海蜇皮拌绿豆芽

材料 新鲜海蜇皮 200 克，绿豆芽、胡
萝卜各 100 克。

调料 葱花、生抽、醋、香油各 5 克。

做法

1 新鲜海蜇皮洗净后切长条；绿豆芽
洗净；胡萝卜洗净后去皮，切丝。

2 在煮锅中放入适量清水，大火煮沸
后分别放入海蜇皮条、绿豆芽、胡
萝卜丝焯水，过凉，沥干备用。

3 将海蜇皮条、绿豆芽、胡萝卜丝放
入盘中，加入葱花、生抽、醋、香
油调味，拌匀即可。

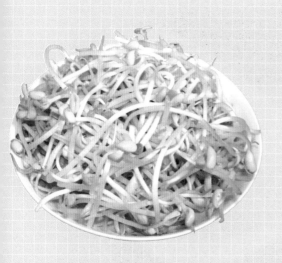

黄豆芽

防止心血管脂肪沉积

（推荐用量）
每日推荐用量：50 ~ 100 克
（降血脂关键营养成分）
维生素 C、维生素 E

对高脂血症和并发症的功效

1 降低胆固醇浓度，预防心血管系统脂肪沉积。黄豆芽中的维生素 C 能够降低胆固醇浓度，预防心血管内的脂质沉积。

2 预防动脉硬化。黄豆芽中的维生素 E 能够保持血管弹性，预防动脉硬化。

完美搭档

黄豆芽 + 紫菜

黄豆中大豆磷脂能够保持血管弹性，预防脂肪肝形成，降低血液中胆固醇含量，减轻动脉硬化。紫菜中的镁元素能够有效降低血清胆固醇的含量，常食有助于降低胆固醇含量。

 养生营养 黄豆芽要选择顶芽大，须根长而自然，茎体瘦小，根部呈白色或淡褐色，头部显淡黄色，色泽鲜艳的。

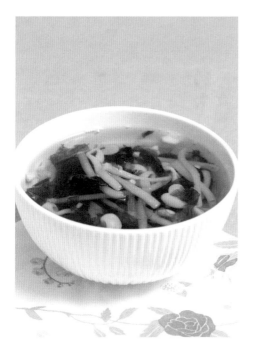

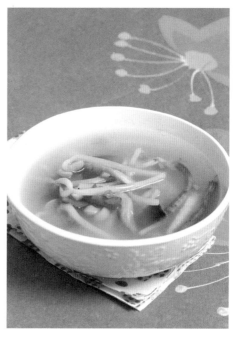

紫菜黄豆芽汤

材料 黄豆芽 200 克，紫菜 10 克。

调料 盐 3 克，蒜末、香油各适量。

做法

1 紫菜泡发洗净，撕成小块；黄豆芽去豆皮，去根，洗净。

2 锅内放适量清水，下黄豆芽大火煮沸，转小火煮 15 分钟，下紫菜、蒜末、盐、香油搅拌均匀即可。

| 烹饪智慧 | 烹调黄豆芽切不可加碱，可加少量食醋，这样才能保持维生素 B 不减少。 |

黄豆芽双菇汤

材料 黄豆芽、平菇、茶树菇各 100 克，冬瓜 150 克。

调料 盐 4 克，葱花、香油各适量。

做法

1 黄豆芽去根，洗净；茶树菇洗净；平菇洗净，撕成条；冬瓜去皮、子，切条。

2 锅内放清水，下茶树菇烧沸，放黄豆芽煮 10 分钟，放平菇、冬瓜条再煮 5 分钟，放入盐、葱花，滴香油即可。

| 烹饪智慧 | 加热豆芽时一定要注意掌握好时间，八成熟即可。 |

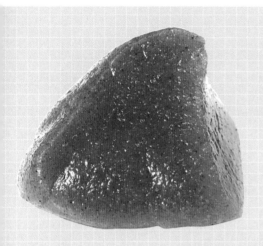

魔芋
血液垃圾的清洁者

(推荐用量)
每日推荐用量: 80 克
(降血脂关键营养成分)
水溶性膳食纤维

对高脂血症和并发症的功效

1 延缓脂肪吸收,降低胆固醇浓度。魔芋的膳食纤维在肠胃中吸收水分后膨胀,增强饱腹感,形成胶态物质,延缓脂肪吸收,从而使血脂水平逐渐下降。同时,膳食纤维还能促进胆固醇转化为胆酸,减少胆酸通过肝脏再循环,从而降低胆固醇浓度,抑制胆固醇浓度的上升。

2 清理肠道,平稳血糖。魔芋能开胃化食,又能清理肠道,可以用来预防多种肠胃消化系统疾病,对高脂血症合并肠胃病有效果;魔芋中的葡甘露聚糖有利于平稳血糖,对高脂血症合并糖尿病有预防作用。

完美搭档

魔芋 + 蔬菜

魔芋经过加工会流失一些矿物质、维生素,搭配富含矿物质和维生素的蔬菜一起食用,能够提高其营养价值。

养生营养

魔芋有"防癌魔衣"的美称,它含有一种凝胶样的化学物质,具有抗癌防癌的作用,这种凝胶物质进入人体后,可形成半透明魔衣,附着于肠壁上,阻碍各种有害物质,起到抗癌防癌的功效。

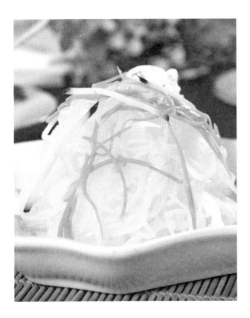
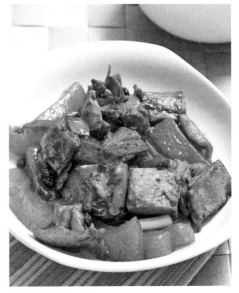

凉拌魔芋丝

材料 魔芋丝150克,火腿、黄瓜各20克。

调料 香油5克,盐2克,白糖2克。

做法

1 将魔芋丝洗净;黄瓜洗净,切丝;火腿切丝。

2 魔芋丝放入滚水中余烫捞起,沥干备用。

3 魔芋丝、火腿丝、黄瓜丝全部放入碗中,加盐、白糖、香油拌匀即可。

魔芋烧鸭

材料 鸭子250克,魔芋豆腐250克。

调料 葱段、蒜片、泡姜片、郫县豆瓣酱、生抽、料酒各10克,泡椒5克,花椒2克,盐2克,植物油适量。

做法

1 鸭子切块;魔芋豆腐切块;泡椒切碎。

2 锅中烧水,水开后下魔芋豆腐块、鸭块焯水,备用。

3 炒锅置火上,倒入油烧至八成热,下葱段、蒜片、泡姜片、花椒、郫县豆瓣酱、泡椒碎爆出香味,下鸭块翻炒均匀后,再下魔芋豆腐块翻炒,加入料酒、生抽、盐翻炒均匀。

4 加入开水没过锅中的材料,盖上锅盖,中小火炖30分钟后收汁。

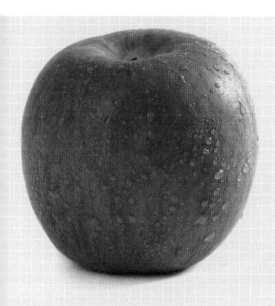

苹果

降脂又美容

(推荐用量)
每日推荐用量: 1个

(降血脂关键营养成分)
乙酸、膳食纤维、果胶

对高脂血症和并发症的功效

1 分解和排出体内多余的胆固醇和三酰甘油，降低血脂水平。苹果中的乙酸能够加快胆固醇和三酰甘油的分解，膳食纤维和果胶能促进胆固醇的排出，降低血液中的血脂含量。

2 降低血压，平稳血糖，预防动脉硬化。苹果中的膳食纤维特别是果胶能够促进胆固醇排出，预防血栓形成，微量元素铬能够帮助稳定血糖，类黄酮能抑制低密度脂蛋白氧化，预防动脉硬化。

完美搭档

苹果 + 猪肉

苹果搭配猪肉具有独特功效，苹果不仅可以消除猪肉的异味，还能抑制胆固醇的吸收。

养生营养

苹果中的维生素、果胶、抗氧化物质等营养成分主要在皮和近核部分，所以理论上应该把苹果洗干净带皮食用。但是现在的水果皮中农药残留较严重，如果不放心，也可去皮食用。

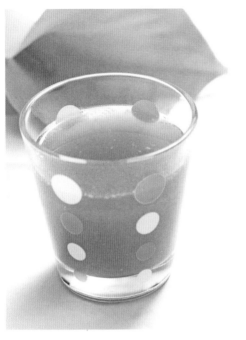

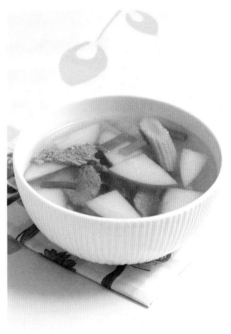

苹果汁

材料 苹果 300 克。

做法

1 苹果洗净，去皮、去核，切小块。

2 将苹果块放入榨汁机中，加入适量
   饮用水，搅打均匀即可。

苹果瘦肉汤

材料 猪瘦肉、苹果、玉米笋各 100 克。

调料 盐 3 克，料酒 10 克，葱段、姜
   片各适量。

做法

1 猪瘦肉洗净，切成片，沸水汆烫；
   苹果洗净，去核，连皮切成月牙块；
   玉米笋洗净，斜刀切成段。

2 汤锅加清水，放入瘦肉片、玉米
   笋、料酒、葱段和姜片煮熟，小火
   炖 20 分钟至瘦烂。

3 放入苹果块，炖至熟烂，加入盐调
   味即可。

烹饪
智慧

苹果能降低血液中血脂的含量，
打成果汁喝，降脂的作用更佳，
适合高脂血症患者食用。

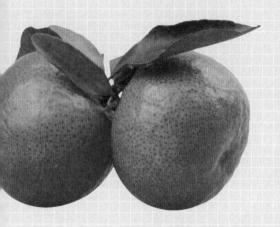

橘子
血管畅通剂

(推荐用量)
每日推荐用量：200 克
(降血脂关键营养成分)
膳食纤维、橘皮苷

对高脂血症和并发症的功效

1 避免胆固醇在血管壁沉积过多。橘子中的膳食纤维特别是果胶能促进胆固醇排出，橘皮苷可以降低胆固醇在血管壁的沉积。

2 增强血管韧性，降血压，预防动脉硬化。橘皮苷能够增强毛细血管的韧性，扩张冠状动脉，预防冠心病和动脉硬化，还可以降血压。

完美搭档

橘子 + 番茄

橘子含有丰富的膳食纤维特别是果胶，可促进排便，降低血液中胆固醇浓度，番茄中含有丰富的 β - 胡萝卜素及维生素 C，可降低机体血清及肝脏中的胆固醇含量，两者同食调脂作用更佳。

 养生营养　橘子含热量较多，如食用过多会上火，引起口腔炎、牙周炎等。

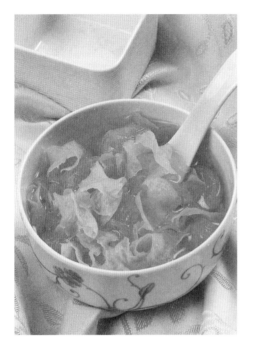

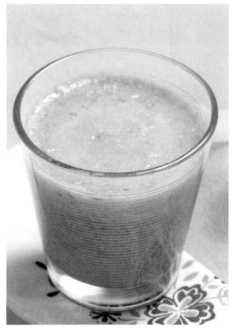

橘瓣银耳羹

材料 橘子1个，银耳15克。

做法

1 银耳用清水泡发，择洗干净，撕成小朵；橘子洗净，去皮，分瓣。

2 锅置火上，放入银耳和适量清水，大火烧开后转小火煮至汤汁略稠，加橘子瓣再次烧开即可。

番茄橘子汁

材料 番茄1个，橘子1个。

做法

1 番茄去蒂，洗净，切成小块；橘子剥皮，去子。

2 将两种材料放入榨汁机中，搅匀即可。

烹饪智慧 过夜的银耳营养成分会减少并产生有害成分，不宜食用。

烹饪智慧 番茄制成汁饮用，可利于机体更好地吸收维生素。

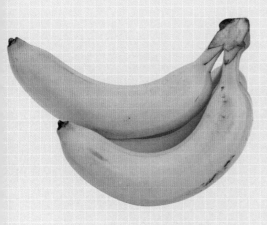

香蕉

预防高脂血症并发心血管疾病

（推荐用量）
每日推荐用量：1根
（降血脂关键营养成分）
果胶

对高脂血症和并发症的功效

1 降低血液中胆固醇浓度。香蕉富含的果胶可降低血液中的胆固醇浓度，因此可帮助降低血脂，预防心血管疾病。

2 预防高脂血症并发高血压和心血管病。香蕉属于高钾食品，钾离子对钠具有抑制作用，可降低血压，预防高脂血症并发高血压和心血管病。

完美搭档

香蕉 + 奶酪　　香蕉中的镁和奶酪中的钙一起，可预防骨质疏松。

养生营养　空腹时不要吃太多香蕉，以免血液中镁的含量突然大幅增加，抑制心血管的正常活动。

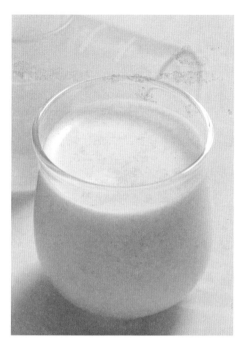

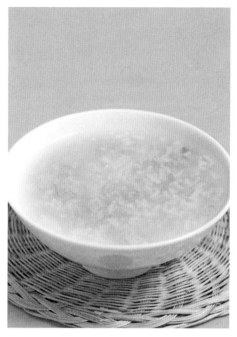

香蕉苹果牛奶饮

材料 香蕉 100 克，苹果 150 克，脱脂
　　　牛奶 200 克。

调料 蜂蜜适量。

做法

1 香蕉去皮，切小块；苹果洗净，去
　　皮和子，切小块。

2 将上述材料和牛奶一起放入榨汁机
　　中，加入适量饮用水搅打均匀，打
　　好后加入蜂蜜调匀即可。

香蕉粥

材料 大米 100 克，香蕉 1 根。

调料 冰糖 5 克。

做法

1 大米淘洗干净，用水浸泡半小时；
　　香蕉去皮，切丁。

2 锅置火上，倒入适量清水烧开，倒
　　入大米大火煮沸后转小火煮至米粒
　　熟烂，加香蕉丁煮沸，放入冰糖煮
　　至化即可。

烹饪
智慧　香蕉、苹果都是降脂的佳品，搭配食用，适合高脂血症患者长期食用。

烹饪
智慧　香蕉中的果胶具有降脂的作用，熬成粥，降脂作用更佳。

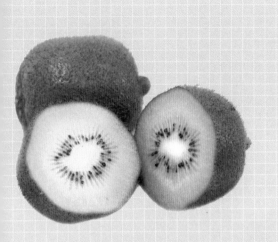

猕猴桃

降血脂的"维C之王"

(推荐用量)
每日推荐用量：100克
(降血脂关键营养成分)
果胶、维生素C

对高脂血症和并发症的功效

1 降低血液中的胆固醇浓度。猕猴桃中所含的膳食纤维，约1/3是果胶，可降低血中胆固醇浓度，预防心血管疾病。

2 降低血压，平稳血糖，预防心脑血管疾病。猕猴桃中的天然糖醇类物质肌醇可以帮助调节糖代谢，稳定血糖水平，膳食纤维有利于促进胆固醇排出，降低血液中的胆固醇含量，防止血栓形成，预防心脑血管疾病。

完美搭档

猕猴桃 + 西芹

西芹中膳食纤维的含量十分丰富，猕猴桃中维生素C的含量很高，两者搭配食用，可加速肠道蠕动，促进胆固醇的排出。

养生营养 用餐前后食用猕猴桃效果不同，餐前食用主要是摄取其中所含的营养成分，而餐后食用则可促进消化。

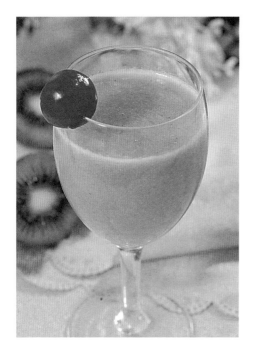

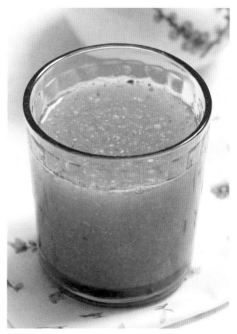

猕猴桃杏汁

材料 猕猴桃200克，杏50克。

做法

1 将猕猴桃洗净，去皮，切小块；杏洗净，去核，切小丁。

2 将猕猴桃丁和杏肉丁一起放入榨汁机中榨汁，倒入杯中饮用即可（可用樱桃装饰）。

西芹猕猴桃汁

材料 西芹50克，猕猴桃150克。

调料 蜂蜜适量。

做法

1 西芹洗净，不要去叶，切小段；猕猴桃去皮，切丁。

2 将上述食材放入榨汁机中，加入适量饮用水搅打，打好后调入蜂蜜即可。

> 烹饪智慧 杏宜选购个大、颜色金黄、不硬不软者。

> 烹饪智慧 食用猕猴桃后不要马上喝牛奶或者食用乳制品。

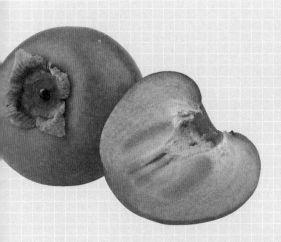

柿子
降低血中胆固醇浓度

(推荐用量)
每日推荐用量：1个
(降血脂关键营养成分)
单宁、果胶

对高脂血症和并发症的功效

1 降低血液中的胆固醇浓度，预防血栓。柿子含有丰富的单宁和果胶，有利于降低血液中的胆固醇浓度，预防血栓，保护血管，促进排便，预防动脉硬化等心血管病。

2 预防高脂血症并发高血压。柿子含有的单宁可以帮助预防高脂血症并发高血压。

完美搭档

柿子 + 奶酪

柿子和奶酪都含有钙，奶酪中还含有维生素 D。两者同食对钙的吸收很有帮助，可强化牙齿和骨骼、预防骨质疏松症及佝偻病。

养生营养

柿子和面粉或糯米粉做成柿子饼，既避免了柿子吃多了胃部不适，又可以让高脂血症患者吃到低油低糖的甜点，一举两得。

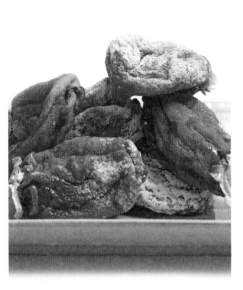

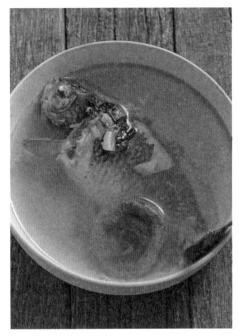

柿饼

材料 柿子8个。

做法

1 柿子洗净，沥干水分，再用削皮刀削去表皮。

2 将削好皮的柿子，摆放在竹屉上，在通风条件下晒至柿子表皮干枯，用手轻轻将其挤压成饼状。

3 再次将挤过的柿子放回竹屉上晒制，8~10天后，再依次挤压一次。

4 将晒制好的柿饼，均匀码入小缸中，用保鲜膜封好缸口，盖上盖子，使柿饼上霜即可。

柿饼鲫鱼百合汤

材料 柿饼1个，鲫鱼1条，百合30克。
调料 盐3克。

做法

1 百合、柿饼用温水泡软洗净；鲫鱼去内脏清洗干净。

2 所有材料一起放入锅中加适量清水，大火煮沸后，改小火煮40分钟，加盐调味即可。

> **烹饪智慧** 鲫鱼可先用平底锅煎下，再放入汤锅煲。

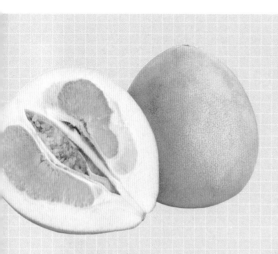

柚子
去脂减肥之王

(推荐用量)
每日推荐用量: 50 克
(降血脂关键营养成分)
维生素 C、橙皮苷

对高脂血症和并发症的功效

1 调节脂肪代谢，降低胆固醇在血管壁的沉积。柚子中的维生素 C 能调节脂质代谢，促进脂肪的转化和排出，能够有效降低血液中的胆固醇和三酰甘油。

2 降血压，预防血栓形成和动脉粥样硬化。柚子含有生物活性物质橙皮苷，可降低血液的黏稠度，减少血栓形成；柚子富含钾，可以帮助治疗高血压。

完美搭档

| 柚子 + 南瓜 | 柚子和南瓜都含有 β - 胡萝卜素和多种矿物质，能够调节免疫系统，增强免疫力。 |

 养生营养　柚子既可生吃，又可做蜂蜜柚子茶。蜂蜜柚子茶可润肠通便、降脂美容，适于便秘、痤疮及高脂血症患者服用。

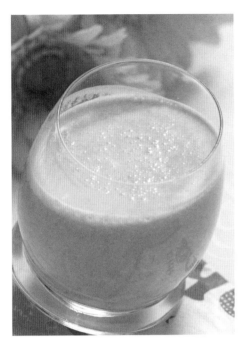
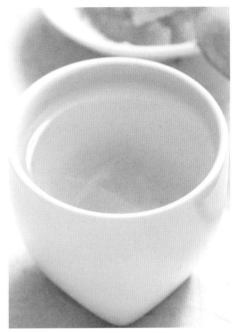

南瓜柚子牛奶

材料 南瓜 150 克，柚子 100 克，脱脂
牛奶 400 克。

调料 蜂蜜适量。

做法

1 南瓜洗净，去瓤，切块，蒸熟后，
去皮，晾凉备用；柚子去皮，去白
色薄皮和子，切成小块。

2 将上述食材连同脱脂牛奶倒入榨汁
机中搅打，调入蜂蜜即可。

> **烹饪智慧** 柚子与南瓜搭配，味道酸甜可
> 口，可润肠通便、降脂美容。

蜂蜜柚子茶

材料 柚子 1 个，蜂蜜 30 克。

调料 冰糖、蜂蜜各适量。

做法

1 将柚子洗净，果肉剥出，去除薄皮
及子，用勺子捣碎。

2 将柚子皮、果肉和冰糖放入锅中，
加水同煮，转为小火，不停搅拌，
熬制黏稠、柚皮金黄透亮即可。

3 待柚子汤汁冷却，放蜂蜜搅匀，装
入空瓶中，放冰箱冷藏 1 周左右，
取适量用温水冲调即可饮用。

> **烹饪智慧** 将柚子做成茶，不仅能分解掉
> 柚子中不利于人体吸收的成分，
> 还能增加人体所需的微量元素。

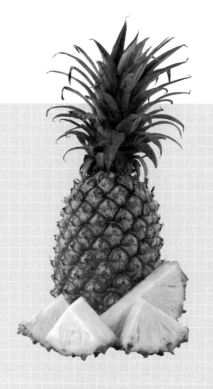

菠萝

降低胆固醇在血管壁的沉淀

每日推荐用量：100 克

降血脂关键营养成分
膳食纤维

对高脂血症和并发症的功效

1 促进胆固醇排出。菠萝中的膳食纤维能促进胆固醇排出，减少血液中血脂含量，降低胆固醇在血管壁的沉积。

2 有利于溶解血块，降血压，预防血栓形成。菠萝所含的钾有利尿作用，可以预防高血压，菠萝蛋白酶可以溶解阻塞于血管的纤维蛋白和凝血块，从而预防血栓形成。

完美搭档

菠萝 + 西芹

菠萝中的膳食纤维能促进胆固醇排出，与能清除附着在血管壁上胆固醇的西芹同食，加速了胆固醇的排出，有利于降低血脂。

养生营养　菠萝宜选表皮呈淡黄色或亮黄色，透过外皮稍能闻到果香味者。

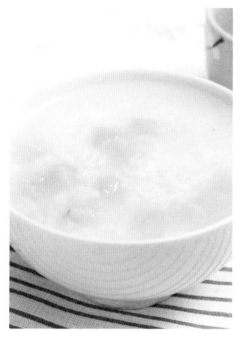

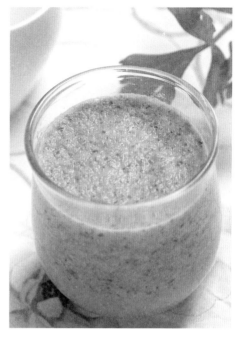

菠萝粥

材料 大米 100 克，菠萝肉 30 克。

调料 冰糖、盐各适量。

做法

1 大米洗净，浸泡 30 分钟；菠萝肉切成细丁，用淡盐水浸泡 10 分钟。

2 锅内倒水烧沸，放大米煮至粥成，放菠萝丁煮沸，加冰糖调味即可。

烹饪智慧 大米和水的比例大约为 1 : 20，中小火熬煮至黏稠。

西芹菠萝汁

材料 西芹 50 克，菠萝（去皮）200 克。

调料 蜂蜜适量。

做法

1 西芹洗净，去叶，切小段；菠萝去皮，切丁，放入淡盐水中浸泡 15 分钟，捞出后冲洗一下。

2 将上述食材放入果汁机中，加入适量饮用水搅打，打好后调入蜂蜜即可。

烹饪智慧 菠萝中含有刺激作用的苷类物质和菠萝蛋白酶，因此应将果皮和果刺修净，将果肉切成块状，在淡盐水中浸渍，浸出苷类，然后再吃。

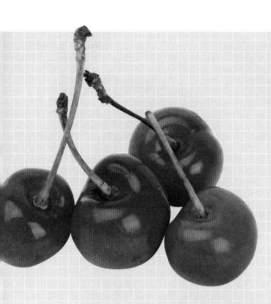

樱桃
稀释血液黏稠度

（推荐用量）
每日推荐用量：50 克

（降血脂关键营养成分）
钾

对高脂血症和并发症的功效

1 促进胆固醇排出，降低血液黏稠度。樱桃中的钾可以促进体内盐分和胆固醇的排出，降低血液黏稠度。

2 降低血脂和血压，预防动脉硬化。樱桃中的铁可以补血活血，降低血液的黏稠度，预防动脉粥样硬化。

完美搭档

樱桃 + 银耳

樱桃具有强身健体的功效，和银耳搭配，可以滋阴养颜、强健身体。

养生营养

樱桃含钾量高，肾病患者如果肾脏调节水和电解质的功能丧失，患者就会发生少尿和水肿。少尿时，由于排钾减少可有钾潴留，患者食用过多的樱桃，容易出现高血钾。

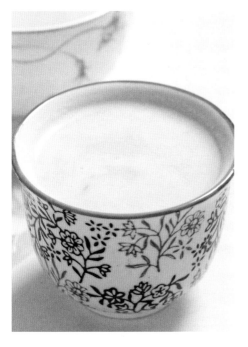

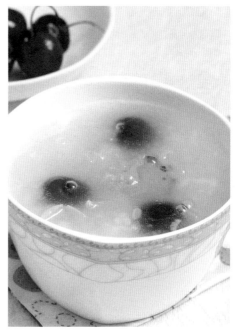

樱桃酸奶饮

材料 樱桃 200 克，酸奶 300 克。

调料 蜂蜜适量。

做法

1 樱桃洗净，去梗，切成两半并去子，备用。

2 将樱桃、酸奶一起放入榨汁机中搅打均匀，倒出后加蜂蜜调匀即可。

樱桃银耳粥

材料 大米 100 克，水发银耳 50 克，樱桃 40 克。

调料 糖桂花、冰糖各适量。

做法

1 大米淘洗干净，浸泡 30 分钟；樱桃洗净；水发银耳洗净，撕成小朵。

2 锅置火上，倒入清水大火煮沸，加大米煮开，转小火熬煮 15 分钟。

3 加入银耳煮 15 分钟后，再加入樱桃、冰糖、糖桂花，煮沸即可。

烹饪智慧 樱桃和酸奶都有降脂的功效，且做成饮品，降脂营养素保留更完整，降脂作用不错。

烹饪智慧 樱桃在食用前宜用淡盐水浸泡 10 分钟，这样可以帮助清除果皮表面残留的农药。

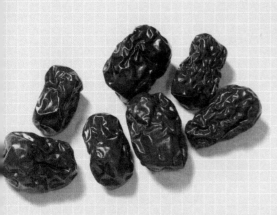

红枣

降脂、补血、保肝

(推荐用量)
每日推荐用量：3~5个

(降血脂关键营养成分)
维生素 P、维生素 C

对高脂血症和并发症的功效

1 降低血清胆固醇。新鲜红枣中含有丰富的维生素 C，能够使体内的胆固醇转变为胆汁酸，降低血清胆固醇和三酰甘油水平，保护血管。此外，红枣能够促进白细胞生成，降低血清胆固醇。

2 维持毛细血管通透性。红枣中的维生素 P 含量为所有果蔬之冠，其具有维持毛细血管通透性，改善微循环等作用，从而有预防动脉硬化的作用，可帮助预防高脂血症并发高血压等病。

完美搭档

| 红枣 + 葱 | 葱枣搭配，有去风散热、健脾养心之功，对春季感冒有辅助疗效。 |

养生营养　烹饪红枣时，如用煎煮的方法，最好将红枣破开，分为3~5块，这样有利于有效成分的煎出，营养吸收更充分。

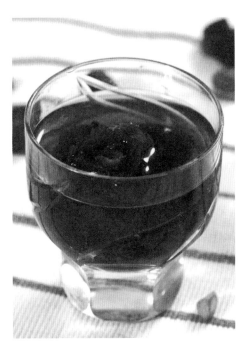

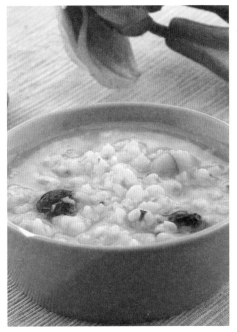

红枣花生衣汤

材料　红枣 50 克，花生米 100 克。

调料　红糖适量。

做法

1　红枣洗净，用温水浸泡，去核；花
生米略煮一下，过凉后取花生红衣
备用。

2　将红枣和花生红衣放锅内，加适量
的清水，用大火煮沸后，改用小火
煮 30 分钟左右，捞出花生红衣，加
红糖煮至溶化，收汁即可。

> **烹饪智慧**　喝的时候，可以根据自己的喜好，加入适量蜂蜜，更增添特殊的营养和滋味。

薏米莲子红枣粥

材料　薏米 50 克，干莲子 5 克，干红
枣 5 克，大米 50 克。

做法

1　薏米和干莲子分别放进水里浸泡 1
小时左右，泡好洗净，放入锅中。

2　大米、红枣分别淘洗干净后也放入
锅中，加适量水，大火烧开后改小
火继续熬煮至粥稠、薏米开花即可。

> **烹饪智慧**　煮红枣时，要将红枣破开煮，这样有利于红枣中有效成分的溶出，可增强药效。

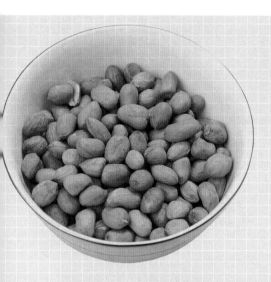

花生

促使体内胆固醇分解排出

（推荐用量）
每日推荐用量：20~25 克
（降血脂关键营养成分）
亚油酸、胆碱、卵磷脂

对高脂血症和并发症的功效

1 降低三酰甘油。花生中所含的胆碱、卵磷脂，可以提高高密度脂蛋白水平，降低血液中的三酰甘油，预防动脉粥样硬化和心脏病。

2 减少高胆固醇血症发病概率。花生中的亚油酸可使人体内胆固醇分解为胆酸排出体外，减少胆固醇在血管壁上沉积的概率，预防高脂血症并发冠心病和动脉硬化。

完美搭档

花生 + 芹菜　　两者搭配有助于降低血脂、血压，是高脂血症、高血压和动脉硬化患者的理想食品。

养生营养　花生以炖煮食用最佳，不但入口烂熟，且口感潮润，容易消化；炖煮也能避免花生的营养成分在烹调过程中流失或受到破坏。

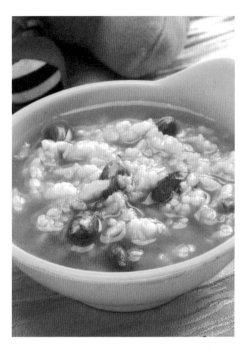

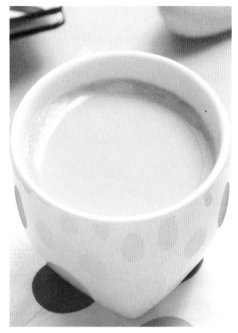

花生粥

材料 大米 100 克,花生仁 30 克,雪
梨 1 个。

辅料 白糖适量。

做法

1 大米淘洗干净,浸泡 30 分钟;雪梨
洗净,去皮及核,切条。

2 将大米倒入锅中,加水、花生仁煮
沸,煮至米烂粥稠,加梨条稍煮,
加入适量白糖即可。

> **烹饪智慧** 花生既可补虚,又能止血。花
> 生味甘,有润肺、和胃、补脾
> 的功效,对肝病出血、手术后
> 出血有明显的止血功效。

莲子花生豆浆

材料 黄豆 50 克,莲子 25 克,花生仁
20 克。

辅料 冰糖 10 克。

做法

1 黄豆用清水浸泡 8~12 小时,洗净;
莲子、花生仁洗净,用清水浸泡 2
小时。

2 将上述食材一同倒入全自动豆浆机
中,加水至上、下水位线之间,按
下"豆浆"键,煮至豆浆机提示豆
浆做好,过滤后加冰糖搅拌至化开
即可。

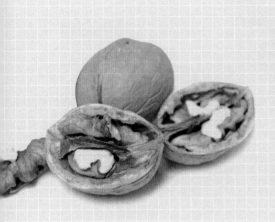

核桃仁

降脂、补肾固精

(推荐用量)
每日推荐用量：20 克

(降血脂关键营养成分)
不饱和脂肪酸、锌、锰

对高脂血症和并发症的功效

1 降低血中胆固醇和三酰甘油的含量。核桃仁含有不饱和脂肪酸，可降低血中胆固醇和三酰甘油的含量，还可去除附着在血管上的胆固醇，具有清洁血液的作用。核桃仁所含的锌、锰，可使血管保持弹性，促进脂类代谢，预防心血管疾病。

2 减少对葡萄糖的过多吸收。核桃仁含有的 ω-3 多不饱和脂肪酸，有助于身体缓解 2 型糖尿病早期阶段的胰岛素抵抗问题，对预防高脂血症并发糖尿病有很大益处。

完美搭档

核桃仁 + 韭菜　　两者搭配可补肾壮阳，适用于阳虚肾冷、腰膝冷痛、阳痿等症状，特别适用于中老年男性保健。

养生营养　　核桃仁最好生吃，因为生吃可避免营养素损失，特别是核桃仁中的多不饱和脂肪酸及磷脂类，在加热后会受到破坏，而这些营养成分对降低血中胆固醇和三酰甘油的含量具有很重要的作用。

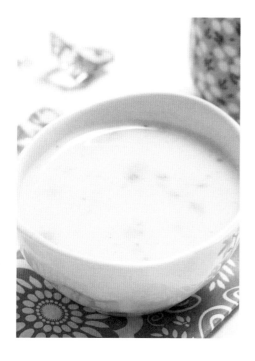
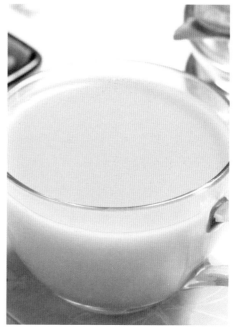

花生核桃奶糊

材料 米粉 50 克，花生仁 5 克，核桃仁 20 克，牛奶 250 毫升。

做法

1 花生仁、核桃仁洗净。

2 用牛奶将米粉调匀，然后将调好的米粉、花生仁、核桃仁倒入全自动豆浆机中，加水至上、下水位线之间，按下"米糊"键，至豆浆机提示米糊做好即可。

烹饪智慧　花生营养丰富，核桃富含多种不饱和脂肪酸，有强身健脑的功效。

核桃芝麻豆浆

材料 黄豆 55 克，核桃仁 10 克，熟黑芝麻 5 克。

辅料 冰糖 10 克。

做法

1 黄豆浸泡 8～12 小时，洗净；黑芝麻碾碎；核桃仁切小块。

2 将黄豆、黑芝麻碎和核桃仁块倒入全自动豆浆机中，加水至上、下水位之间，按下"豆浆"键，煮至豆浆机提示豆浆做好，过滤后加冰糖搅拌至化开即可。

烹饪智慧　此豆浆利于健脑，提高专注力和记忆力。

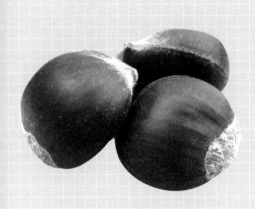

板栗

抑制胆固醇的合成

（推荐用量）
每日推荐用量：5个

（降血脂关键营养成分）
不饱和脂肪酸、锌、锰

对高脂血症和并发症的功效

1 降低血中胆固醇，增加血管弹性。板栗中所含的不饱和脂肪酸、维生素及微量元素，能够降低血中胆固醇，增加血管弹性，具有降低血脂，预防高血压、冠心病、动脉硬化及骨质疏松的功效。

2 有利于预防高血压、冠心病、动脉硬化、骨质疏松。板栗中含的不饱和脂肪酸和维生素、矿物质，对预防高脂血症并发高血压、冠心病、动脉硬化、骨质疏松等有一定帮助。

完美搭档

| 板栗＋红枣 | 板栗与红枣同食，具有健脾益气、养胃健脑、补肾强筋的功效。 |

养生营养

由于板栗不易消化，不可一次食用过量，以免吃多了引起腹胀；食用量以每日5个为宜。由于板栗的淀粉含量较多，饭后如果食用过量，会摄入过多的热量，想要减肥的人应特别注意，勿吃过多。

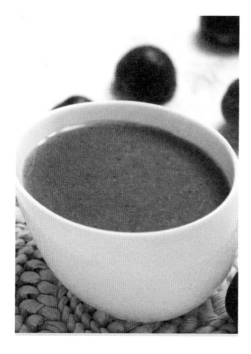
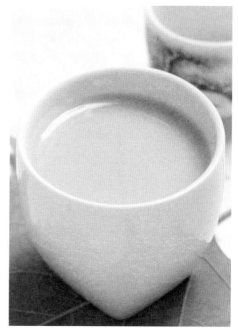

芝麻板栗糊

材料 熟板栗 100 克，熟黑芝麻 50 克。

做法

1 熟板栗去壳、皮，切小块。

2 将全部食材倒入全自动豆浆机中，加水至上、下水位线之间，按下"米糊"键，煮至豆浆机提示米糊做好即可。

> 烹饪智慧 芝麻板栗糊可补肝肾、乌发，适合脱发和须发早白等症。

板栗燕麦豆浆

材料 黄豆 60 克，熟板栗 50 克，燕麦片 20 克。

辅料 冰糖 15 克。

做法

1 黄豆用清水浸泡 8~12 小时，洗净；熟板栗去壳、皮，切小块。

2 将全部食材倒入全自动豆浆机中，加水至上、下水位线之间，按下"豆浆"键，煮至豆浆机提示豆浆做好，过滤后倒入杯中，加入冰糖搅拌至化开即可。

> 烹饪智慧 此款豆浆可有效促进胆固醇代谢，减少胆固醇在血管壁的沉积，预防高脂血症等心血管疾病。

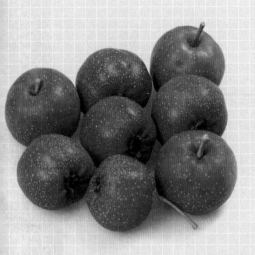

山楂

舒张血管，有助血管健康

(推荐用量)
每日推荐用量：3~5个

(降血脂关键营养成分)
维生素C、黄酮类物质、槲皮苷

对高脂血症和并发症的功效

1 降低血中胆固醇浓度。山楂含维生素C、黄酮类物质、槲皮苷等，可降低血中胆固醇浓度，又可舒张血管，有助于血管健康。

2 活血通脉，改善心脏活力。山楂有利于活血通脉，改善心脏活力，兴奋中枢神经，对高脂血症合并冠心病患者有良好的辅助治疗作用。

完美搭档

山楂 + 牛肉　　山楂富含的维生素C能够促进人体对牛肉所富含的铁质的吸收。

养生营养 生山楂中所含的鞣酸与胃酸结合容易形成胃结石，很难消化掉，尤其是胃肠功能弱的人更应该谨慎。最好将山楂煮熟后再吃。

第四章

高脂血症要对症
配餐才有效

高脂血症合并糖尿病
对症食谱

扫一扫，看视频

营养处方

- 食用有调节血脂和血糖作用的食物，如香菇、大蒜、芹菜、洋葱等。
- 富含动物脂肪的食物少吃，用不饱和脂肪酸丰富的植物油（如橄榄油、花生油、山茶油等）代替动物油，但是每天油的摄入量不要超过25克。
- 降低胆固醇的摄入，每天控制在 300 毫克以内。
- 尽量食用多糖类的淀粉，少吃单糖或双糖含量高的食物。多糖类的食物如米、面、蔬菜等；单糖、双糖类如糖果、甜点等。
- 增加膳食纤维、维生素C、维生素E、镁等营养素的摄入量。

食材选择

类别	适量吃的食材	不吃或少吃的食材
谷豆类	玉米、荞麦、燕麦、莜麦、红豆、黄豆、黑豆等	油炸类的食品以及面包、蛋糕等
蔬果类	火龙果、山楂、苹果、猕猴桃、木瓜、黄瓜、莴笋、圆白菜、扁豆、白菜、茄子、魔芋等	芋头、柿子、红枣、枇杷、桂圆、金橘、杨梅、甘蔗、芒果等
水产、菌藻类	金枪鱼、带鱼、青鱼、沙丁鱼、木耳、银耳、金针菇、香菇、草菇、海带、紫菜等	螃蟹、墨鱼、鱼子等
肉蛋奶类	猪瘦肉、牛瘦肉、鸡肉、鸽肉、牛奶等	动物内脏、肥肉、腊肉等

降糖又降脂食物组合

菜名	食材清单	菜名	食材清单
冬瓜鱼丸汤	冬瓜 + 鳕鱼丸	绿豆银耳粥	绿豆 + 银耳 + 小米 + 大米
蒜蓉苦瓜	红椒 + 苦瓜 + 大蒜	蒜泥茄子	大蒜 + 茄子

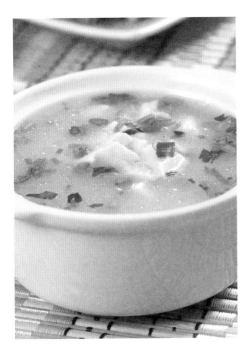

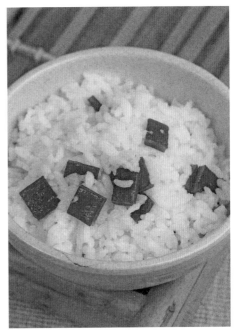

烩豆腐脑

材料 胡萝卜、水发腐竹、玉米粒各
20克，豆腐脑100克，葱末适量。

调料 香菜、盐、水淀粉、香油、胡椒
粉各3克，植物油适量。

做法

1 将胡萝卜、香菜、腐竹分别洗净，
切末。豆腐脑放入蒸笼里蒸5分
钟，取出，摆放在盘中央，备用。

2 锅置火上，倒植物油烧热，放入胡
萝卜末、腐竹末、玉米粒翻炒，加
适量水煮开，加入盐、胡椒粉调
味，用水淀粉勾芡，淋在豆腐脑
上，撒上香菜末、葱末，滴上香油
即可。

海带焖饭

材料 大米150克，水发海带50克。

做法

1 大米淘洗干净，浸泡30分钟；水发
海带洗净，切小块。

2 大米和海带块放入电饭锅中，加入
适量清水，盖严锅盖，按下"蒸
饭"键，蒸至电饭锅提示米饭蒸好
即可。

> **烹饪智慧** 选择水发海带时，应选择整齐
> 干净、无杂质和异味的。

高脂血症合并高血压对症食谱

扫一扫，看视频

营养处方

- 控制能量摄入。每天总能量以维持理想体重为宜。适当多吃含膳食纤维丰富的主食，如玉米、燕麦、荞麦等。
- 限制脂肪量。每天烹调油不超过25克，以植物油为佳。
- 多吃含钾、钙丰富的食品，每天的食盐摄入不超过5克。

- 多吃具有调脂、降压作用的食物，如洋葱、山楂、香菇、豆制品等。
- 三酰甘油增高者，适当增加蔬菜、菌藻、豆类等富含膳食纤维食物的摄入量；低密度脂蛋白异常者，适当增加蛋白质的摄入，特别是豆类及豆制品。

食材选择

类别	适量吃的食材	不吃或少吃的食材
谷豆类	大米、燕麦、荞麦、玉米、高粱米、薏米、红豆、绿豆、黄豆、黑豆等	高脂、高油的加工面点，如油条、奶油蛋糕等
蔬果类	苹果、桃子、橘子、番茄、芹菜、油菜、菠菜、白菜、冬瓜、洋葱、茄子等	牛油果
水产、菌藻类	海带、紫菜、木耳、银耳、香菇等	鱼子、蟹黄等
肉蛋奶类	瘦肉、鸡肉、脱脂牛奶、低脂奶酪等	动物内脏、肥肉、肉皮、猪蹄、奶油及盐腌、烟熏肉食等

降压又降脂食物组合

菜名	食材清单	菜名	食材清单
胡萝卜苹果汁	胡萝卜 + 苹果	桂圆红枣粥	桂圆 + 红枣 + 大米
猕猴桃杏汁	猕猴桃 + 杏	紫菜虾皮粥	紫菜 + 虾皮 + 鸡蛋 + 大米 + 燕麦
清蒸鲤鱼	鲤鱼 + 莴笋	番茄炖豆腐	番茄 + 豆腐

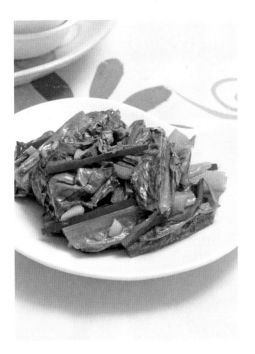

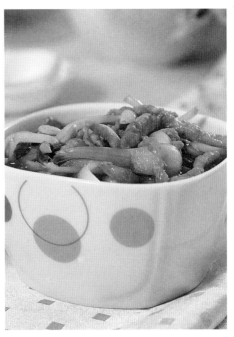

炝油麦菜

材料 油麦菜400克,红柿子椒30克。

调料 姜丝、葱丝各5克,生抽、蚝油
各5克,花椒、香菜碎各3克,
植物油适量。

做法

1 将油麦菜择洗干净,切段;红柿子
椒洗净,去蒂除子,切丝。

2 锅内放清水、少许植物油,待烧沸
后投入油麦菜焯至断生,捞出,过
凉,沥干水分,装盘,加生抽、蚝
油拌匀,放入姜丝、葱丝、香菜和
红柿子椒丝。

3 炒锅内放植物油烧热,下花椒炸出
香味,捞出花椒不要,立即浇到油
麦菜上拌匀即可。

炝锅面

材料 面条50克,猪瘦肉20克,黄豆
芽、小白菜各20克。

调料 葱花、姜末各5克,酱油、淀粉
各3克,盐2克,植物油适量。

做法

1 猪瘦肉洗净,切丝,放入酱油和淀
粉抓匀,腌渍15分钟;黄豆芽、
小白菜择洗干净,小白菜切段。

2 锅放火上烧热,倒入植物油,放入
葱花、姜末炒香,倒入猪瘦肉丝炒
至变色,加适量清水煮沸。

3 下入挂面煮熟,放入黄豆芽和小白
菜煮2分钟,用盐调味即可。

高脂血症合并肥胖对症食谱

营养处方

- 控制能量摄入。能量要逐渐降低，不可采取骤然降低的方法。成年轻度肥胖者，以每月减轻体重0.5~1千克为宜；成年中度以上肥胖者，以每周减轻体重0.5~1千克为宜。
- 限制脂肪、碳水化合物，尤其要控制饱和脂肪酸、单糖和双糖的摄入。
- 多吃蔬菜和水果，保证维生素、矿物质和膳食纤维的摄入量。
- 适当摄入含优质蛋白质的食物，如鱼类、瘦肉、大豆类等。
- 减少动物脂肪的摄入，日常饮食建议用植物油。
- 日常多吃些粗粮，如糙米、薏米、小米等。

食材选择

类别	适量吃的食材	不吃或少吃的食材
谷豆类	大米、燕麦、荞麦、玉米、小米、红豆、绿豆、黄豆等	含油脂及糖多的糕点以及油炸食品
蔬果类	苹果、火龙果、木瓜、香蕉、西瓜、甜瓜、猕猴桃、橘子、白菜、芹菜、油菜、菠菜、番茄、苦瓜、黄瓜等	无
水产、菌藻类	鲤鱼、草鱼、鲫鱼、金枪鱼、海带、紫菜、木耳、银耳、香菇、金针菇等	鱼子、蟹黄等
肉蛋奶类	瘦肉、去皮禽肉、鱼、虾、牛奶等	肥肉、动物内脏、香肠、奶油等

减肥又降脂食物组合

菜名	食材清单	菜名	食材清单
荸荠炒芹菜	荸荠 + 芹菜	香菇油菜	香菇 + 油菜
冬瓜海带汤	冬瓜 + 海带	芹菜苹果汁	芹菜 + 苹果
番茄炒丝瓜	番茄 + 丝瓜	南瓜胡萝卜粥	南瓜 + 胡萝卜 + 大米

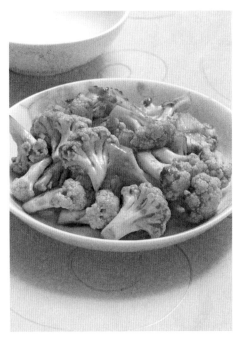

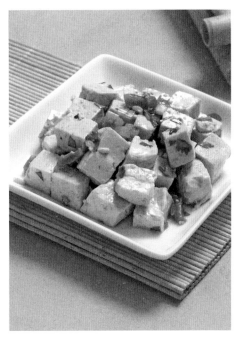

珊瑚菜花

材料 菜花 150 克。

调料 生抽 10 克，番茄酱 15 克，植物油适量。

做法

1 菜花洗净，掰成小朵，倒入沸水中焯烫，捞出，过凉水，沥干水分，倒生抽腌制 20 分钟，备用。

2 锅置火上，烧热后倒入适量植物油，烧至六成热时倒入番茄酱炒香，盛出，浇在菜花上即可。

> **烹饪智慧** 炒番茄酱一定要大火快炒，否则不仅易煳，还会破坏营养。不用盐，直接用生抽调味，减少盐的摄入。

香菜拌豆腐

材料 北豆腐 100 克，榨菜粒 5 克。

调料 香菜 5 克，香油 4 克，生抽 10 克。

做法

1 北豆腐洗净，切丁，入沸水中焯透，捞出，晾凉，沥干水分；香菜择洗干净，切末。

2 取盘，放入豆腐丁，用生抽、香菜、榨菜和香油调味即可。

> **烹饪智慧** 豆腐不宜与菠菜一起烹调，否则容易形成结石。如一起烹调，可将菠菜先用沸水焯过，去除部分草酸后再与豆腐一起烹饪。

高脂血症合并脂肪肝
对症食谱

扫一扫，看视频

营养处方

- 控制淀粉、脂肪的摄入。
- 以植物性脂肪为主，吃一些含不饱和脂肪酸的植物油。
- 适当提高蛋白质的摄取，可避免体内蛋白质的损耗，有利于清除肝内积存的脂肪，促进肝细胞修复与再生。
- 补充充分的维生素 C、维生素 B$_6$、叶酸、维生素 E、膳食纤维、钾、锌、镁等物质，维持正常代谢，保护肝脏。

食材选择

类别	适量吃的食材	不吃或少吃的食材
谷豆类	大米、燕麦、荞麦、玉米、小米、红豆、绿豆、黄豆等	含油脂及糖多的糕点以及油炸食品
蔬果类	苹果、火龙果、香蕉、西瓜、甜瓜、芹菜、油菜、菠菜、番茄、苦瓜、黄瓜、南瓜、冬瓜、芥菜等	无
水产、菌藻类	鲤鱼、草鱼、鲫鱼、金枪鱼、海带、木耳、银耳、香菇、金针菇等	鱼子、蟹黄等
肉蛋奶类	瘦肉、去皮禽肉、鱼、虾、脱脂牛奶等	肥肉、动物内脏、香肠、奶油等

保肝又降脂食物组合

菜名	食材清单	菜名	食材清单
黄瓜苹果汁	黄瓜 + 苹果	冬瓜薏米瘦肉汤	冬瓜 + 薏米 + 猪瘦肉
黄瓜海蜇丝	黄瓜 + 海蜇丝 + 红椒	番茄丝瓜	丝瓜 + 番茄
胡萝卜炒木耳	胡萝卜 + 木耳	白萝卜粥	白萝卜 + 大米

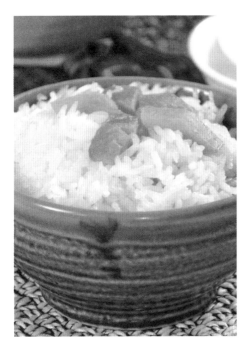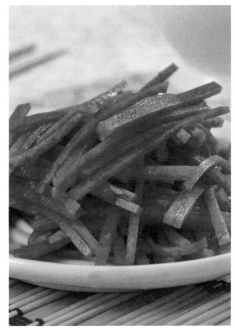

红薯饭

材料　大米 150 克，红薯 50 克。

做法

1　大米淘洗干净，浸泡 30 分钟；红薯洗净，去皮，切块。

2　大米和红薯块一同倒入电饭锅内，加适量水蒸熟即可。

糖醋心里美

材料　心里美萝卜 500 克。

调料　白糖、醋各 10 克，香油 5 克。

做法

1　心里美萝卜洗净，去皮，切丝装盘。

2　取小碗，加入白糖、醋、香油拌匀，制成调味汁，淋入盘中拌匀即可。

烹饪智慧　红薯去皮切块后不宜久放，否则会氧化变黑。

烹饪智慧　选用较嫩的萝卜更加爽口。

高脂血症合并冠心病对症食谱

营养处方

扫一扫，看视频

- 饮食宜清淡，适当增加钙的摄入量，钙对心肌有保护作用；多吃蔬菜和水果。
- 每周吃1~2次海鱼，如青鱼、带鱼、鳕鱼等，这些鱼肉中富含EPA和DHA，有降血脂作用，能预防冠状动脉痉挛，对冠心病预防具有较为重要的意义。
- 常吃些海带、紫菜等海藻类食物，海藻中的固醇化合物有降血脂的功效，能明显地降低胆固醇，对降血脂、预防动脉硬化及冠心病大有益处。
- 多饮用脱脂牛奶或酸奶。牛奶含有钙和乳清酸，能减少食物中胆固醇的吸收，延缓冠心病的发展。
- 可适当喝些绿茶，绿茶是预防冠心病很好的饮料。

食材选择

类别	适量吃的食材	不吃或少吃的食材
谷豆类	大米、燕麦、荞麦、玉米、小米、红豆、绿豆、黄豆等	含油脂及糖多的糕点以及油炸食品
蔬果类	苹果、火龙果、木瓜、香蕉、西瓜、甜瓜、猕猴桃、橘子、芹菜、油菜、菠菜、番茄、苦瓜、黄瓜、南瓜等	无
水产、菌藻类	鲤鱼、草鱼、鲫鱼、金枪鱼、海带、木耳、银耳、香菇、金针菇等	鱼子、蟹黄等
肉蛋奶类	瘦肉、去皮禽肉、鱼、虾等	肥肉、动物内脏、香肠、奶油等

护心又降脂食物组合

菜名	食材清单	菜名	食材清单
鲫鱼豆腐	鲫鱼 + 豆腐	番茄茄条	番茄 + 茄子
番茄丝瓜	番茄 + 丝瓜	木耳拌黄瓜	木耳 + 黄瓜

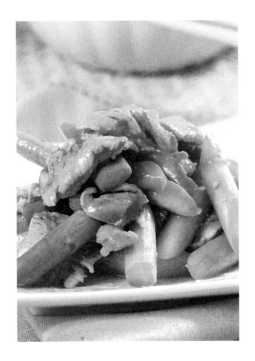

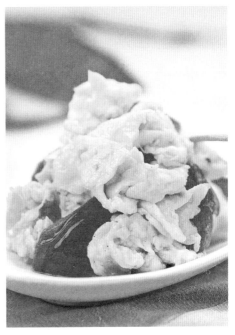

芦笋鸡片

材料 芦笋 250 克，鸡胸肉 50 克。

调料 植物油、葱花、姜丝、酱油各适量，盐 2 克。

做法

1 芦笋去根，洗净，切斜段；鸡胸肉洗净，切片。

2 油烧至七成热，加葱花、姜丝炒香，放入鸡片炒匀。

3 加酱油和适量清水，倒入芦笋段炒熟，用盐调味即可。

番茄炒鸡蛋

材料 鸡蛋 3 个，番茄 200 克。

调料 葱花、白糖各 5 克，盐 4 克，植物油适量。

做法

1 番茄洗净，切块；鸡蛋磕入碗中，加少许盐打散；锅内加油烧热，倒入蛋液炒熟成碎块。

2 锅留底油烧热，煸香葱花，倒番茄块、白糖和盐翻炒，倒鸡蛋碎块翻炒即可。

> **烹饪智慧** 鸡胸肉斜着切薄片，更容易吸收营养，口感也会更好。

山药木耳炒莴笋

材料　莴笋 300 克，山药、水发黑木耳各 50 克。

调料　醋 5 克，葱丝、白糖、盐各 2 克，植物油适量。

做法

1　莴笋去叶、去皮，切片；水发黑木耳洗净，撕小朵；山药去皮，洗净，切片；山药片和黑木耳分别焯烫捞出。

2　锅内倒油烧热，爆香葱丝，倒莴笋片、黑木耳、山药片炒熟，放盐、白糖、醋调味即可。

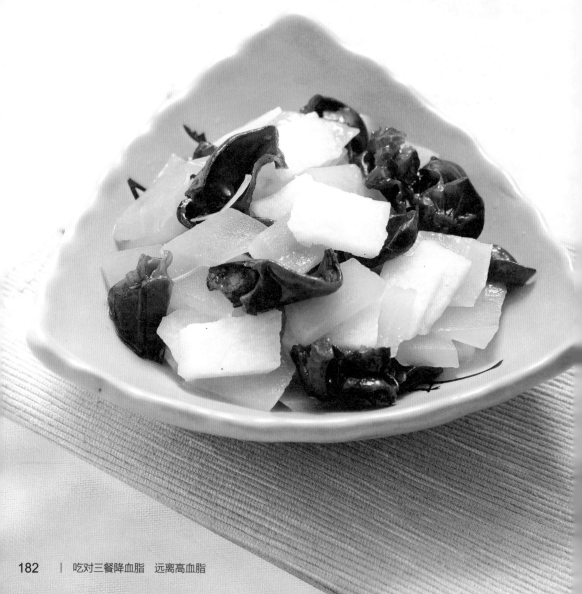